L'infermiera

di Urologia

La guida completa

SILVIA REALI

Indice dei contenuti

Capitolo 1: Introduzione all'urologia   13

- Definizione e importanza dell'urologia   14

- Storia e sviluppo dell'urologia   15

- Patologie comuni trattate in urologia   16

- L'importanza dell'infermiere di urologia   18

Capitolo 2: Le basi dell'anatomia e della fisiologia   21

- Il sistema urinario: anatomia   22

- Fisiologia del tratto renale e urinario   24

- Anomalie e disfunzioni comuni   26

Capitolo 3: Strumenti e attrezzature specifiche per l'urologia   29

- Cateteri urinari: tipi, indicazioni e tecniche   30

- Cistoscopi e loro applicazioni   31

- Strumenti per la chirurgia urologica   33

Capitolo 4: Assistenza infermieristica di routine in urologia   37

- Gestione dei pazienti con ritenzione urinaria   38

- Assistenza post-operatoria dopo l'intervento urologico   39

- Gestire le infezioni del tratto urinario e le loro complicanze   41

- Cure palliative in urologia   43

Capitolo 5: Chirurgia in urologia   47

- Tipi comuni di intervento chirurgico   48

- Il ruolo dell'infermiera perioperatoria   49

- Possibili complicazioni e loro gestione   51

- Riabilitazione perineale dopo l'intervento chirurgico   53

Capitolo 6: Trattamenti medici e farmacologici in urologia   57

- Farmaci comunemente utilizzati in urologia   58

- Gestione del dolore   59

- Trattamenti per la disfunzione erettile   61

- Chemioterapia e radioterapia in urologia   64

Capitolo 7: Sfide emotive e psicologiche   67

- Comprendere le reazioni dei pazienti   68

- L'impatto psicologico delle patologie urologiche   70

- Comunicazione con i pazienti e le loro famiglie   72

- Prendersi cura della propria salute mentale come infermiere   74

Capitolo 8: Etica in urologia   77

- Dilemmi etici comuni in urologia   78

- Riservatezza e consenso informato   79

- Fine vita e processo decisionale in urologia   81

Capitolo 9: Competenze interprofessionali   83

- Lavorare con gli urologi: una sinergia necessaria   84

- Collaborazione con altre specialità mediche   85

- Comunicare efficacemente con tecnici, assistenti infermieristici e medici.   87

Capitolo 10: Urologia pediatrica   89

- Differenze anatomiche e fisiologiche nei bambini   90

- Patologie urologiche comuni nei bambini   91

- Assistenza emotiva e psicologica per i pazienti giovani   93

- Lavorare con i genitori o i tutori   95

Capitolo 11: Urologia femminile   97

- Specificità anatomiche e fisiologiche   98

- Gestire le infezioni ricorrenti del tratto urinario   99

- L'incontinenza urinaria e il suo trattamento nelle donne   101

Capitolo 12: Gestione delle emergenze urologiche   105

- Emergenze urologiche comuni   106

- Valutazione e processo decisionale rapidi   107

- Lavorare con le squadre di emergenza   109

Capitolo 13: Ricerca in urologia   113

- L'importanza della ricerca clinica e fondamentale   114

- Partecipare a studi e sperimentazioni cliniche   115

- Come tenersi aggiornati sui recenti progressi nella ricerca urologica   117

Capitolo 14: Prevenzione ed educazione in urologia   121

- Programmi di prevenzione per le malattie urologiche   122

- Educare i pazienti su stili di vita sani e comportamenti a rischio   124

- Il ruolo dell'infermiere come educatore e consulente   125

Capitolo 15: Tecnologie emergenti in urologia   129

- Innovazioni nella diagnostica   130

- Nuove tecniche chirurgiche e procedure minimamente invasive   131

- L'impatto della telemedicina in   133

Capitolo 16: Le sfide e le ricompense della professione   137

- Le sfide emotive e fisiche della professione   138

- Successi e momenti gratificanti   139

- Suggerimenti per l'equilibrio tra lavoro e vita privata   141

Capitolo 17: Sviluppo come infermiere di urologia   145

- Formazione e specializzazioni aggiuntive   146

- Mantenersi aggiornati sui progressi della medicina   147

- Partecipare a conferenze e workshop   149

- Reti professionali e associazioni di infermieri di urologia   151

Capitolo 18: Conclusione e visione per il futuro   155

- Il ruolo in evoluzione dell'infermiere di urologia   156

- La tecnologia e il futuro dell'urologia   158

- L'importanza dell'empatia e dell'umanità nella pratica   159

- Glossario dei termini medici in urologia   161

- Liste di controllo per le procedure di routine   163

- Risorse per la formazione continua   165

- Associazioni professionali e reti di infermieri di urologia   167

« *In Urologia, la nostra missione va oltre il semplice trattamento degli organi; restituiamo ai pazienti la qualità della vita e la dignità.* »

Capitolo 1

INTRODUZIONE ALL'UROLOGIA

Definizione e importanza dell'urologia

L'urologia, dal greco "ouron" che significa urina e "logos" che significa studio, è la specialità medica dedicata allo studio, alla diagnosi e al trattamento delle malattie che colpiscono l'apparato urinario di uomini e donne, nonché il sistema riproduttivo maschile. Questo campo comprende organi diversi come i reni, gli ureteri, la vescica e l'uretra, nonché la prostata, i testicoli e il pene negli uomini.

Al di là di questa definizione puramente anatomica, l'urologia riveste una grande importanza nel panorama medico. Innanzitutto, molte patologie urologiche sono comuni e possono colpire persone di tutte le età, dalle comuni infezioni del tratto urinario nelle donne all'ipertrofia prostatica negli uomini anziani. La loro prevalenza rende l'urologia un pilastro della medicina contemporanea.

In secondo luogo, l'urologia si trova all'incrocio tra medicina e chirurgia. Un urologo è spesso un medico, un chirurgo e talvolta anche un oncologo, che tratta tumori urologici come il cancro alla prostata. Questa versatilità rende l'urologia una disciplina impegnativa ma estremamente gratificante, che offre una visione olistica del paziente.

In terzo luogo, la dimensione preventiva è centrale per l'urologia. L'educazione a uno stile di vita sano, la prevenzione delle infezioni del tratto urinario e lo screening dei tumori urologici sono tutti aspetti cruciali della prevenzione per mantenere una popolazione sana.

Infine, è fondamentale sottolineare l'importanza psicologica e sociale dell'urologia. Molti disturbi urologici, sia funzionali come l'incontinenza, sia organici come il cancro, hanno un profondo impatto sulla qualità di vita, sulla dignità e sull'autostima dei pazienti. Il ruolo dell'urologo, e per estensione quello dell'infermiere di urologia, va quindi ben oltre la semplice fornitura di cure mediche; si estende a fornire un'assistenza completa al paziente, ascoltando le sue preoccupazioni e fornendo supporto durante tutto il processo di cura.

Per la sua complessità e importanza, l'urologia è un campo affascinante e in continua evoluzione, che richiede non solo eccellenti competenze tecniche e teoriche, ma anche una grande umanità ed empatia per fornire la migliore assistenza possibile ai pazienti.

Storia e sviluppo dell'urologia

La storia dell'urologia è antica quanto quella della medicina stessa. Dalle antiche civiltà ai giorni nostri, l'urologia è sempre stata un campo di interesse per i medici, evolvendosi in linea con i progressi scientifici, tecnologici e sociali.

Le prime testimonianze di procedure urologiche risalgono all'antico Egitto, dove papiri come il papiro Ebers, risalente al 1600 a.C., menzionano trattamenti per i disturbi urinari. Anche le civiltà greca e romana hanno dato il loro contributo, con figure emblematiche come Ippocrate che hanno gettato le basi etiche della pratica medica.
Nel Medioevo, con il declino dell'Impero Romano, una grande quantità di conoscenze mediche andò persa in Europa, ma fu conservata e sviluppata nel mondo islamico. Medici come Avicenna scrissero trattati di medicina che trattavano le patologie urologiche.

Il Rinascimento vide una rinascita dell'interesse per la scienza e la medicina in Europa. L'anatomia divenne una materia di studio importante e furono effettuate dissezioni umane, gettando le basi per una migliore comprensione della fisiologia umana. Questo aprì la strada ai progressi chirurgici in urologia.

Tuttavia, è stato proprio nel XIX secolo, con l'avvento dell'asepsi e dell'anestesia, che l'urologia è decollata come specialità a sé stante. I chirurghi iniziarono a eseguire interventi più complessi con tassi di successo più elevati.

Il XX secolo ha visto un'esplosione di innovazioni in urologia. L'avvento della cistoscopia, che ha permesso di esaminare l'interno della vescica, ha segnato una svolta importante. In seguito, con lo sviluppo della tecnologia, la litotrissia extracorporea ha rivoluzionato il trattamento dei calcoli renali, rendendo superflui molti interventi chirurgici invasivi. L'avvento della robotica nella chirurgia urologica, in particolare con il sistema da Vinci, ha reso possibili interventi più precisi e meno invasivi.

Accanto ai progressi tecnologici, è cresciuta la consapevolezza dell'importanza dell'aspetto psicosociale delle cure urologiche. È stato riconosciuto l'impatto della malattia urologica sulla qualità della vita ed è stato adottato un approccio più olistico alla gestione del paziente.

Oggi l'urologia è una specialità ricca e diversificata, in continua evoluzione. Incorpora innovazioni tecnologiche, pur rimanendo profondamente radicata nella sua eredità storica, sempre con un obiettivo fondamentale: migliorare la qualità di vita dei pazienti.

Patologie comuni trattati in urologia

L'urologia copre uno spettro vasto e diversificato di malattie, da semplici infezioni a condizioni maligne che richiedono interventi complessi. Queste condizioni colpiscono sia gli uomini che le donne e interessano pazienti di tutte le età. Ecco un'esplorazione approfondita di alcune di queste condizioni comuni.

1. Infezioni delle vie urinarie (UTI): Queste infezioni possono colpire qualsiasi parte del sistema urinario, dai reni (pielonefrite) alla vescica (cistite) o all'uretra (uretrite). Sono particolarmente comuni nelle donne, anche se possono essere colpiti anche gli uomini. I sintomi comuni includono dolore o bruciore durante la minzione, minzione frequente e talvolta sangue nelle urine.

2. Iperplasia prostatica benigna (BPH): esclusivamente negli uomini, questa condizione è caratterizzata da un aumento non canceroso delle dimensioni della prostata. Può provocare sintomi come difficoltà a urinare, minzione frequente e persino ritenzione urinaria acuta.

3. Calcoli renali: queste formazioni solide, che si sviluppano nei reni, possono spostarsi lungo il tratto urinario, causando un dolore intenso. Sono spesso associati a fattori dietetici e metabolici.

4. Cancro urologico: ci sono diversi tipi di cancro in questa categoria, tra cui il cancro alla prostata, alla vescica, ai reni e ai testicoli. Ogni tipo ha i propri sintomi, fattori di rischio e protocolli di trattamento.

5. Incontinenza urinaria: questa perdita involontaria di urina può essere causata da molti fattori, come lo stress, una condizione sottostante o un intervento chirurgico precedente. Può avere un impatto notevole sulla qualità di vita del paziente.

6. Disturbi della funzione sessuale: in urologia, vengono comunemente trattati problemi come la disfunzione erettile, l'eiaculazione precoce e il priapismo (erezione prolungata e dolorosa).

7. Infezioni genitali: comprende condizioni come l'orchite (infiammazione dei testicoli), l'epididimite (infiammazione dell'epididimo) o le infezioni a trasmissione sessuale che colpiscono il sistema urogenitale.

8. Malformazioni congenite: condizioni come l'ipospadia (in cui l'apertura dell'uretra si trova sotto il pene) o malformazioni renali possono richiedere un trattamento urologico fin dalla nascita.

9. Traumi al sistema urogenitale: incidenti, lesioni sportive o altre forme di trauma possono causare danni ai reni, alla vescica, all'uretra o ai genitali, rendendo necessario un intervento chirurgico urologico.

Ognuna di queste condizioni richiede un approccio diagnostico specifico, una gestione clinica e, spesso, una gestione chirurgica. L'urologia, come specialità, è ben equipaggiata per gestire queste condizioni, con un'attenzione particolare al miglioramento della qualità di vita del paziente e alla risoluzione dei sintomi.

L'importanza dell'infermiere di urologia

Nel cuore del sistema sanitario, gli infermieri svolgono un ruolo centrale nel percorso terapeutico del paziente urologo. Molto più di un semplice esecutore di compiti clinici, l'infermiere di urologia è il collegamento essenziale per la continuità delle cure, il benessere del paziente e l'efficacia del trattamento. Esploriamo l'importanza di questa professione nel campo dell'urologia.

1. Competenza clinica: gli infermieri di urologia hanno una conoscenza approfondita delle patologie urologiche, delle tecniche diagnostiche, dei trattamenti e dei protocolli post-operatori. Che si tratti di assistere un intervento chirurgico, di fornire assistenza post-operatoria o di somministrare farmaci specifici, la loro esperienza garantisce un'assistenza sicura ed efficace.

2. Comunicazione con il paziente: l'infermiere è spesso il primo punto di contatto con il paziente. Prende l'anamnesi, spiega le procedure e rassicura il paziente. La capacità dell'infermiere di comunicare in modo efficace, di ascoltare e di comprendere le preoccupazioni del paziente è essenziale per stabilire un rapporto di fiducia.

3. Educazione del paziente : Gli infermieri svolgono un ruolo cruciale nell'educare i pazienti sulla loro condizione, sui trattamenti disponibili, sulla prevenzione delle infezioni e sulle abitudini di vita. Questa educazione è fondamentale per consentire ai pazienti di farsi carico della propria salute.

4. Collegamento tra il paziente e l'équipe medica: gli infermieri sono spesso il collegamento tra il paziente e l'équipe medica. Assicurano che le informazioni fluiscano correttamente tra le varie parti coinvolte, garantendo un'assistenza coordinata e olistica.

5. Sostegno emotivo: di fronte a una diagnosi urologica, i pazienti possono sentirsi ansiosi, spaventati o incerti. L'infermiere offre un sostegno emotivo e un orecchio comprensivo, e può indirizzare il paziente ad altri professionisti, se necessario.

6. Gestione delle emergenze: nel campo dell'urologia, alcune situazioni possono diventare rapidamente critiche, come la ritenzione urinaria acuta o l'emorragia post-operatoria. Gli infermieri sono addestrati a reagire in modo rapido ed efficace a queste situazioni, prendendo le misure appropriate o allertando il medico curante.

7. Ricerca e sviluppo : Molti infermieri sono anche coinvolti nella ricerca clinica, aiutando a sviluppare pratiche, scoprire nuovi trattamenti o migliorare i protocolli esistenti.

8. Etica e deontologia: gli infermieri in urologia, come in altre specialità, sono guidati da forti principi etici, che garantiscono il rispetto, la dignità e l'autonomia dei pazienti in ogni fase della loro assistenza.

In breve, l'infermiere di urologia è un pilastro centrale del sistema sanitario. Combinano competenze tecniche, sensibilità umana ed esperienza clinica per garantire un'assistenza ottimale ai pazienti urologici. La loro presenza e azione sono essenziali per il successo dei trattamenti e il benessere dei pazienti.

Capitolo 2

LE BASI DELL'ANATOMIA E FISIOLOGIA

Il sistema urinario :
Anatomia dettagliata

Il sistema urinario, noto anche come tratto urinario, svolge un ruolo essenziale nell'equilibrio omeostatico dell'organismo. È responsabile del filtraggio del sangue, dell'espulsione dei prodotti di scarto del metabolismo e della regolazione dei livelli di elettroliti e liquidi. Addentriamoci nel complesso mondo di questo apparato per comprenderne l'anatomia in dettaglio.

1. Reni :
   - **Posizione e forma:** i reni sono due organi a forma di fagiolo situati ai lati della colonna vertebrale, appena sotto la gabbia toracica. Sono di colore marrone-rossastro.
   - **Struttura esterna:** ogni rene è racchiuso in una capsula fibrosa. Sul suo bordo mediale, una struttura concava chiamata ilo permette l'ingresso e l'uscita dei vasi sanguigni, dei nervi e dell'uretere.
   - **Struttura interna:** internamente, il rene è diviso in due regioni principali: la corteccia, la parte esterna, e la medulla, la parte interna. Il midollo è costituito da piramidi renali le cui punte, chiamate papille, sono rivolte verso la pelvi renale.

2. Gli ureteri :
   - **Descrizione: si** tratta di due tubi muscolari lunghi circa 25-30 cm. Trasportano l'urina dai reni alla vescica mediante contrazioni peristaltiche.
   - **Anatomia:** gli ureteri passano attraverso la parete posteriore della vescica. Il loro ingresso obliquo nella vescica impedisce all'urina di rifluire verso i reni quando la vescica si contrae.

3. La vescica :
- **Posizione:** la vescica è un organo muscolare situato nella pelvi, appena dietro l'osso pubico.
- **Struttura:** è composta da diversi strati, il più interno dei quali è la mucosa uroteliale. È in grado di distendersi per immagazzinare l'urina e di contrarsi per espellerla.
- **Trigono vescicale: si tratta di un**'area triangolare situata tra gli orifizi dei due ureteri e l'uretra. Svolge un ruolo fondamentale nel flusso dell'urina.

4. L'uretra :
- **Descrizione: si tratta del** condotto che trasporta l'urina dalla vescica all'esterno del corpo.
- **Differenze tra uomini e donne:** nelle donne, l'uretra misura circa 4 cm e si apre proprio davanti alla vagina. Negli uomini è molto più lunga, misura circa 20 cm e trasporta sia l'urina che lo sperma. Passa attraverso la prostata e poi il pene.

5. Organi ausiliari :
- **La prostata (uomini):** Situata sotto la vescica, circonda l'uretra. Produce un liquido che nutre e protegge gli spermatozoi.
- **Ghiandole surrenali:** sebbene non siano direttamente collegate alla produzione di urina, queste ghiandole endocrine situate sopra i reni svolgono un ruolo nella regolazione della pressione sanguigna e del volume di urina prodotto.

Principali funzioni del sistema urinario :
- **Filtrazione del sangue:** i reni filtrano circa 180 litri di plasma al giorno, eliminando i rifiuti e conservando i nutrienti e gli elettroliti essenziali.
- **Regolazione dell'equilibrio dei fluidi:** i reni regolano il volume di urina prodotto per mantenere l'equilibrio dei fluidi dell'organismo.

- **Regolazione del bilancio elettrolitico:** mantengono le concentrazioni appropriate di ioni come sodio, potassio e calcio.
- **Regolazione del pH del sangue:** espellendo ioni idrogeno e trattenendo ioni bicarbonato, i reni aiutano a regolare il pH del sangue.

L'apparato urinario è un insieme di organi interconnessi che lavorano insieme per eliminare i rifiuti dal corpo, regolando al contempo varie funzioni fisiologiche essenziali. La comprensione della sua anatomia e del suo funzionamento è essenziale per chiunque lavori nel campo medico, in particolare nell'urologia.

Fisiologia renale e del tratto urinario

La fisiologia dei reni e delle vie urinarie è alla base dell'omeostasi corporea. Assicura il filtraggio continuo del sangue, elimina i rifiuti e regola il volume e la composizione dei fluidi corporei, mantenendo l'equilibrio acido-base. Diamo un'occhiata più da vicino a questo affascinante processo.

1. Il nefrone: l'unità funzionale del rene
Ogni rene contiene circa un milione di nefroni, le strutture microscopiche che filtrano il sangue.
- **Il corpuscolo renale: è** composto dalla capsula di Bowman e dai glomeruli. Il sangue entra nel glomerulo attraverso l'arteriola afferente ed esce attraverso l'arteriola efferente. Il filtrato glomerulare passa da questi capillari nello spazio capsulare di Bowman.
- **I tubuli renali:** dopo il corpuscolo renale, il filtrato passa attraverso il tubulo contorto prossimale, l'ansa di Henle (con i suoi segmenti discendente e

ascendente), il tubulo contorto distale e infine il tubulo collettore.

2. Formazione dell'urina: tre fasi essenziali

- **Filtrazione glomerulare: il** sangue sotto pressione viene filtrato nei glomeruli. Il liquido filtrato, chiamato filtrato glomerulare, contiene soluti utili e prodotti di scarto.
- **Riassorbimento tubulare:** nei tubuli renali, la maggior parte dei soluti utili, come il glucosio, gli ioni e l'acqua, vengono riassorbiti e restituiti al flusso sanguigno.
- **Secrezione tubulare:** alcuni soluti, come gli ioni idrogeno, il potassio e alcuni farmaci, vengono secreti attivamente dai capillari peritubulari ai tubuli.

3. Concentrazione e diluizione dell'urina

- **Equilibrio osmotico:** l'ansa di Henlé svolge un ruolo cruciale nella concentrazione dell'urina. Il segmento discendente è permeabile all'acqua ma non ai soluti, mentre il segmento ascendente è impermeabile all'acqua.
- **Regolazione ormonale: la** produzione di urina è finemente regolata da ormoni come l'aldosterone, l'ormone antidiuretico (ADH) e l'ormone atrionatriuretico (ANP).

4. Trasporto e conservazione dell'urina

- **Gli ureteri:** attraverso la peristalsi, trasportano l'urina dai reni alla vescica.
- **La vescica: si tratta di un** serbatoio muscolare dove l'urina viene immagazzinata fino alla minzione. I recettori nella parete della vescica inviano un segnale al cervello quando la vescica è piena, innescando lo stimolo a urinare.

- **L'uretra:** evacua l'urina dal corpo. Negli uomini, passa attraverso la prostata e il suo meccanismo di chiusura è essenziale per prevenire l'incontinenza.

5. Regolazione dell'equilibrio acido-base ed elettrolitico
I reni mantengono il bilancio elettrolitico (sodio, potassio, calcio, fosfato) e l'equilibrio acido-base. Riassorbono o secernono elettroliti in base alle esigenze dell'organismo. Ad esempio, l'idrogeno viene secreto per regolare il pH, mentre il bicarbonato viene riassorbito o secreto in base alle necessità.
La fisiologia dei reni e delle vie urinarie è un sistema elegante e altamente regolato, che risponde continuamente alle esigenze dell'organismo. Una conoscenza approfondita è essenziale per chiunque desideri specializzarsi in urologia o nefrologia, poiché è alla base di molti interventi e trattamenti medici.

Anomalie e disfunzioni comuni

L'apparato urinario, sebbene robusto, è soggetto a una serie di anomalie e disfunzioni. Queste possono essere il risultato di fattori genetici, ambientali, infettivi o di altre malattie. Diamo un'occhiata più da vicino ad alcune delle anomalie e disfunzioni più comuni.

1. Infezioni delle vie urinarie (UTI) :
- **Cistite:** infiammazione della vescica, solitamente causata da un'infezione batterica. I sintomi includono minzione dolorosa, minzione frequente e talvolta sangue nell'urina.
- **Pielonefrite:** un'infezione renale che può verificarsi quando i batteri migrano dal tratto urinario inferiore ai reni. Può causare febbre, dolore alla schiena e nausea.

2. Litiasi urinaria (calcoli renali) :
Masse solide di cristalli minerali che si sviluppano all'interno dei reni. Possono causare un dolore intenso quando si muovono attraverso l'uretere.

3. Incontinenza urinaria :
Perdita involontaria di urina. Ne esistono diversi tipi, tra cui l'incontinenza da sforzo, l'incontinenza da urgenza e l'incontinenza da stravaso.

4. Iperplasia prostatica benigna (BPH) :
Si verifica negli uomini anziani quando la prostata, una ghiandola situata intorno all'uretra, inizia a ingrandirsi e a comprimere l'uretra, causando problemi di minzione.

5. Insufficienza renale :
- **Acuta:** una perdita improvvisa della funzione renale, spesso reversibile. Può essere causata da un trauma, da un'infezione o da alcuni farmaci.
- **Cronica:** una perdita progressiva della funzione renale nell'arco di diversi mesi o anni. Spesso è legata a malattie croniche come il diabete o l'ipertensione.

6. Malformazioni congenite:
- **Rene a ferro di cavallo:** una condizione in cui i due reni sono fusi alla base.
- **Displasia renale:** quando i reni non si sviluppano correttamente nell'utero.

7. Tumori e cancri :
- **Carcinoma a cellule transizionali:** il tumore della vescica più comune.
- **Carcinoma a cellule renali: il tumore** del rene più comune.

8. Ostruzione delle vie urinarie :
Possono essere causati da tumori, calcoli renali o altre strutture anomale che impediscono il normale flusso di urina.

9. Restringimento dell'uretra (stenosi) :
Un restringimento anomalo dell'uretra può interferire con la minzione, spesso rendendo necessario un intervento chirurgico.

10. Malattia renale policistica :
Una malattia genetica in cui si formano numerose cisti nei reni, che alla fine portano all'insufficienza renale.

Queste anomalie e disfunzioni rappresentano solo un campione delle numerose condizioni che possono interessare il sistema urinario. Per gli operatori sanitari dell'urologia, una conoscenza approfondita di queste condizioni, così come dei loro sintomi, della diagnosi e del trattamento, è essenziale per fornire un'assistenza ottimale ai loro pazienti.

Capitolo 3

STRUMENTI E ATTREZZATURE SPECIFICHE PER L'UROLOGIA

Cateteri urinari :
Tipi, indicazioni e tecniche

Il cateterismo urinario è una procedura comune in urologia, in cui un tubo, chiamato catetere, viene inserito nella vescica per drenare l'urina. Questa procedura viene eseguita per una serie di motivi medici. Vediamo i diversi tipi di catetere, le loro indicazioni e le tecniche associate.

1. Tipi di catetere urinario:
   - **Catetere endovenoso (catetere di Foley): si tratta di un** catetere flessibile in lattice o silicone con un palloncino all'estremità che, una volta gonfiato, mantiene il catetere in posizione nella vescica.
   - **Catetere intermittente:** un catetere progettato per essere inserito nella vescica in momenti specifici per svuotare l'urina, e poi ritirato. Viene spesso utilizzato dalle persone con disturbi neurologici.
   - **Catetere sovrapubico:** inserito chirurgicamente attraverso la parete addominale, direttamente sopra la sinfisi pubica, nella vescica.
   - **Catetere a ritenzione automatica:** progettato per i pazienti che possono inserire e rimuovere il catetere da soli a intervalli regolari.
2. Indicazioni per il cateterismo urinario:
   - **Ritenzione urinaria:** incapacità di svuotare la vescica spontaneamente.
   - **Chirurgia:** quando è necessario un monitoraggio preciso della produzione di urina.
   - **Trauma o ostruzione:** quando l'uretra è bloccata o danneggiata.
   - **Misure diagnostiche:** ottenere un campione di urina sterile o misurare la capacità della vescica.
   - **Paralisi:** per i pazienti che non possono controllare o sentire la vescica.

3. Tecniche di cateterizzazione :
  - **Preparazione:** l'area genitale viene pulita con una soluzione antisettica e vengono utilizzati guanti sterili per ridurre al minimo il rischio di infezione.
  - **Lubrificazione:** il catetere viene lubrificato per facilitare l'inserimento e minimizzare il trauma.
  - **Inserimento maschile:** Il pene viene tenuto ad angolo retto rispetto al corpo e il catetere viene inserito delicatamente nell'uretra fino a quando l'urina inizia a scorrere, poi un po' di più per assicurarsi che la punta sia saldamente nella vescica.
  - **Inserimento nelle donne:** Le labbra vengono aperte per visualizzare l'orifizio uretrale. Il catetere viene quindi inserito delicatamente.
  - **Palloncino:** per i cateteri indwelling, una volta all'interno della vescica, il palloncino viene gonfiato con una soluzione sterile per mantenere il catetere in posizione.
  - **Rimozione:** per rimuovere un catetere indwelling, il palloncino viene prima sgonfiato, quindi il catetere viene delicatamente ritirato.

È fondamentale che gli operatori sanitari siano formati sulle tecniche e sulle pratiche corrette di cateterismo urinario, per ridurre al minimo i rischi associati, come le infezioni delle vie urinarie. Anche la comunicazione con il paziente è fondamentale per garantire il comfort e la comprensione durante la procedura.

Cistoscopi e loro applicazioni

La cistoscopia è una procedura urologica essenziale che consente di esaminare l'interno della vescica e dell'uretra con uno strumento chiamato cistoscopio. Questi preziosi strumenti hanno permesso di migliorare la diagnosi e il trattamento di diverse patologie urologiche.

1. Cistoscopi: Introduzione

Un cistoscopio è un tubo sottile, flessibile o rigido dotato di lenti, spesso con una telecamera in miniatura all'estremità. Permette al medico di ottenere una visione diretta dell'interno dell'uretra e della vescica.

2. Tipi di cistoscopi:

- **Cistoscopio rigido:** utilizzato principalmente per interventi chirurgici come la resezione di tumori della vescica o la frammentazione di calcoli.
- **Cistoscopio flessibile:** più comodo per i pazienti, è utilizzato principalmente per gli esami diagnostici, in quanto può essere piegato per seguire l'anatomia del tratto urinario.

3. Applicazioni del cistoscopio:

- Diagnosi :
  - **Ematuria:** quando c'è del sangue nell'urina, una cistoscopia può aiutare a identificarne la fonte.
  - **Infezioni ricorrenti:** Per trovare le cause anatomiche delle frequenti infezioni del tratto urinario.
  - **Anomalie sospette:** Polipi, tumori, calcoli o diverticoli della vescica.
  - **Valutazione post-operatoria:** per monitorare i progressi dopo alcuni interventi.
- Interventi terapeutici :
  - **Resezione del tumore:** per rimuovere i tumori dalla vescica.
  - **Trattamento dei calcoli:** per rompere o rimuovere i calcoli della vescica.
  - **Dilatazione dell'uretra:** nei casi di stenosi o restringimento dell'uretra.
  - **Botox nella vescica:** per trattare condizioni come la vescica iperattiva.

- **Installazione di farmaci:** Introdurre farmaci direttamente nella vescica, come nel trattamento del cancro superficiale della vescica.
- Guida :
    - **Stenting:** Per facilitare il flusso di urina tra il rene e la vescica in caso di ostruzione.
    - **Biopsie :** Campioni di tessuto prelevati per l'analisi istologica.

4. La procedura :

Prima di inserire il cistoscopio, la zona genitale viene pulita e spesso viene applicata una soluzione anestetica all'uretra. Il cistoscopio viene quindi inserito con attenzione nell'uretra e fatto avanzare nella vescica. Se necessario, viene introdotta dell'acqua o una soluzione salina sterile per gonfiare la vescica e garantire una migliore visibilità.

5. Dopo la cistoscopia:

È comune avvertire una leggera sensazione di bruciore durante la minzione o vedere una piccola quantità di sangue nell'urina dopo la procedura. Tuttavia, se questi sintomi persistono o sono accompagnati da segni di infezione, è essenziale consultare un medico.

In breve, i cistoscopi sono strumenti preziosi nel mondo dell'urologia, combinando capacità diagnostiche e terapeutiche e consentendo una gestione più precisa e meno invasiva di numerose patologie.

Strumenti per la chirurgia urologica

La chirurgia urologica ha fatto notevoli progressi negli ultimi anni, soprattutto grazie ai progressi tecnologici degli strumenti utilizzati. Questi strumenti non solo hanno reso le procedure più precise, ma anche meno invasive per il paziente. Diamo un'occhiata ad alcuni degli strumenti e delle attrezzature più comunemente utilizzati nella chirurgia urologica.

1. Endoscopi :
   - **Cistoscopio:** come già detto, viene utilizzato per visualizzare l'interno della vescica.
   - **Ureteroscopio:** per esaminare l'uretra e gli ureteri. Disponibile nelle versioni rigida e flessibile, viene spesso utilizzato per trattare i calcoli renali.
   - **Renoscopio:** strumento progettato per visualizzare la pelvi renale.
2. Strumenti di frammentazione:
   - **Litotritore: un** dispositivo che utilizza le onde d'urto per rompere i calcoli in frammenti più piccoli.
   - **Laser a olmio:** viene utilizzato per rompere i calcoli urinari utilizzando un'energia laser precisa.
3. Sistemi di estrazione :
   - **Pinzette:** strumenti di diverse dimensioni e forme per afferrare ed estrarre calcoli.
   - **Cestini:** dispositivi simili a reti utilizzati per catturare e rimuovere i frammenti di pietra.
4. Strumenti di resezione :
   - **Resettoscopio:** strumento utilizzato per rimuovere i tessuti, come nella resezione dei tumori della prostata o della vescica.
5. Strumenti per la chirurgia laparoscopica:
   - **Trocar:** tubo utilizzato come punto di ingresso per gli strumenti laparoscopici.
   - **Telecamera laparoscopica:** fornisce una visione dettagliata dell'area chirurgica.
   - **Forbici, pinze e dispositivi di coagulazione:** appositamente progettati per la chirurgia laparoscopica.
6. Robotica chirurgica :
   - **Sistema chirurgico Da Vinci:** sistema robotico che consente operazioni ultra precise e meno invasive. Il

chirurgo controlla il robot a distanza, il che può ridurre il tremore e aumentare la precisione.

7. Strumenti vari :
   - **Candele:** utilizzate per dilatare l'uretra.
   - **Aghi e suture:** per chiudere le incisioni o le suture interne.
   - **Cateteri e drenaggi:** per evacuare liquidi o urina dopo un'operazione.

8. Dispositivi di coagulazione ed emostasi:
   - **Elettrocauterizzazione:** utilizza una carica elettrica per coagulare il sangue.
   - **Laser :** Può essere utilizzato per coagulare piccoli vasi sanguigni.

È fondamentale che i chirurghi urologici siano formati non solo sull'uso di questi strumenti, ma anche sulla loro manutenzione e sterilizzazione, per garantire la sicurezza del paziente. La padronanza di questi strumenti, in particolare delle ultime tecnologie come la chirurgia robotica, può migliorare notevolmente i risultati dei pazienti e ridurre le complicazioni post-operatorie.

Capitolo 4

ASSISTENZA INFERMIERISTICA DI ROUTINE IN UROLOGIA

Assistenza al paziente
con ritenzione urinaria

La ritenzione urinaria è una condizione caratterizzata dall'incapacità di svuotare completamente la vescica. Può essere acuta, improvvisa e dolorosa, oppure cronica, a lungo termine e spesso indolore. Il ruolo dell'infermiere nella gestione di questi pazienti è fondamentale per garantire un intervento rapido, alleviare il dolore e prevenire possibili complicazioni.

1. Valutazione iniziale :
   - **Interrogazione:** l'infermiera raccoglie l'anamnesi, i sintomi associati e la durata della ritenzione.
   - **Esame fisico:** valutazione della distensione addominale e palpazione dell'addome inferiore per rilevare una vescica distesa.
2. Azione immediata :
   - **Cateterismo:** l'inserimento di un catetere per drenare l'urina è spesso il primo passo per alleviare il paziente. La scelta del catetere dipende dalla causa sottostante e dal paziente.
   - **Misurare il volume residuo: una volta** eseguita la cateterizzazione, è essenziale misurare la quantità di urina passata per valutare la gravità della ritenzione.
3. Ricerca della causa sottostante:
   - **Esame medico:** possono essere necessari ulteriori esami, come un'ecografia o una cistoscopia, per identificare la causa.
   - **Anamnesi: la** ritenzione urinaria può essere causata da alcune condizioni, farmaci o interventi chirurgici precedenti.
4. Trattamento e follow-up :
   - **Farmaci:** Alcuni farmaci possono aiutare a ridurre le dimensioni della prostata o a rilassare i muscoli della vescica, facilitando la minzione.

- **Autocateterismo:** in alcuni casi, i pazienti possono essere addestrati a cateterizzarsi da soli a casa.
- **Supporto emotivo: la** ritenzione urinaria può essere stressante per i pazienti. L'ascolto attento e il supporto psicologico sono essenziali.
- **Educazione del paziente: I** pazienti devono essere informati dei rischi e dei segni delle complicazioni, come le infezioni, e sapere quando rivolgersi al medico.

5. Prevenzione delle complicazioni:
- **Igiene:** garantire una tecnica asettica durante la cateterizzazione per ridurre il rischio di infezione.
- **Monitoraggio regolare:** i pazienti a rischio di ritenzione cronica devono essere monitorati regolarmente per individuare e trattare eventuali complicazioni in una fase precoce.
- **Educazione sui fattori scatenanti:** Alcuni farmaci o abitudini possono esacerbare la ritenzione urinaria. Gli infermieri devono informare i pazienti su questi fattori.

La gestione della ritenzione urinaria è un aspetto essenziale dell'assistenza urologica. La capacità dell'infermiere di intervenire rapidamente, di fornire un'assistenza competente e di sostenere emotivamente il paziente può migliorare notevolmente l'esito del paziente.

Assistenza post-operatoria dopo un intervento chirurgico urologico

Le operazioni urologiche sono comuni e, come per qualsiasi intervento chirurgico, l'assistenza post-operatoria è essenziale per garantire un recupero ottimale del paziente e la prevenzione delle complicazioni. Gli infermieri svolgono un ruolo centrale in questa fase di assistenza.

1. Monitoraggio iniziale :
   - **Segni vitali:** monitoraggio regolare della pressione sanguigna, del polso, della temperatura e della frequenza respiratoria per rilevare eventuali segni anomali.
   - **Drenaggio:** monitoraggio del colore, della chiarezza e del volume dell'urina drenata attraverso il catetere o qualsiasi altro drenaggio.
   - **Dolore:** valutazione regolare e somministrazione di analgesici come richiesto.
2. Gestione di drenaggi e cateteri:
   - **Manutenzione:** mantenere pulito il sito di inserimento per prevenire le infezioni.
   - **Rimozione:** rimuovere il catetere o il drenaggio secondo le istruzioni mediche, spesso dopo aver verificato che il paziente sia in grado di minzionare normalmente.
3. Mobilitazione :
   - **Incoraggiare la mobilità:** a seconda della procedura, spesso è utile incoraggiare il paziente a camminare o a muoversi per evitare il ristagno venoso e le complicazioni polmonari.
   - **Esercizi di respirazione:** possono aiutare a prevenire le complicazioni polmonari dopo l'anestesia.
4. Idratazione e nutrizione :
   - **Incoraggiare l'idratazione:** una buona idratazione può aiutare a prevenire le infezioni del tratto urinario e a promuovere la guarigione.
   - **Ripresa dell'alimentazione:** reintroduzione graduale del cibo in base alla tolleranza del paziente.
5. Prevenzione delle infezioni :
   - **Tecniche asettiche:** utilizzare tecniche appropriate quando si cambiano le medicazioni o si maneggiano i cateteri.
   - **Educazione del paziente:** informare il paziente sui segni di infezione a cui prestare attenzione e sull'importanza della pulizia personale.

6. Gestione del dolore :
- **Farmaci:** somministrazione regolare di antidolorifici secondo necessità.
- **Metodi non farmacologici:** tecniche di rilassamento, massaggio o applicazione di calore/freddo, a seconda dei casi.

7. Istruzione per il ritorno a casa:
- **Istruzioni specifiche:** fornire istruzioni chiare sulla cura delle ferite, sui farmaci, sull'attività fisica e sulla dieta.
- **Segnali di allarme:** istruire il paziente sui segni e i sintomi che richiedono un'attenzione medica immediata, come febbre, sanguinamento eccessivo o dolore acuto.
- **Follow-up medico:** sottolineare l'importanza delle visite post-operatorie per garantire una guarigione adeguata.

8. Supporto emotivo :
- **Ascolto:** anche un intervento chirurgico minore può essere stressante. Offra ascolto empatico e sostegno emotivo.
- **Rinvio:** se necessario, indirizzare il paziente verso risorse psicologiche o gruppi di sostegno.

Il periodo post-operatorio è fondamentale per il benessere del paziente. La competenza, l'attenzione e la dedizione dell'infermiere sono essenziali per garantire un recupero senza problemi e per ridurre al minimo il rischio di complicazioni. L'assistenza completa comprende gli aspetti fisici, emotivi ed educativi della cura del paziente.

Gestire le infezioni del tratto urinario e le loro complicazioni

Le infezioni delle vie urinarie (UTI) sono tra le infezioni più comuni in medicina. Possono andare dalla semplice cistite alla pielonefrite acuta grave, che può essere pericolosa per la vita. Gli infermieri sono in prima linea nella gestione, dalla diagnosi precoce e dal trattamento all'educazione del paziente.

1. Riconoscere i sintomi :
   - **Sintomi classici:** disuria, minzione frequente, dolore sovrapubico, urina torbida o maleodorante.
   - **Sintomi gravi:** febbre, brividi, mal di schiena, nausea e vomito, che spesso indicano un danno renale.
2. Diagnostica e indagini:
   - **Campione di urina:** una coltura dell'urina è essenziale per identificare l'agente patogeno e determinare la sua sensibilità agli antibiotici.
   - **Esami del sangue:** nei casi di sospetta setticemia o pielonefrite.
3. Trattamento farmacologico :
   - **Antibiotici:** scelti in base ai risultati dell'urinocoltura. La compliance del paziente con l'intero ciclo di trattamento è fondamentale per evitare le ricadute.
   - **Analgesici:** per gestire il dolore e la febbre.
4. Prevenzione delle complicazioni:
   - **Idratazione:** incoraggiare i pazienti a bere abbastanza liquidi per favorire l'eliminazione dei batteri.
   - **Svuotare regolarmente la vescica:** evita la stasi urinaria, un fattore di rischio per le infezioni.
   - **Monitoraggio:** riconoscimento dei segni di complicazioni, come sepsi o insufficienza renale.
5. Educazione del paziente :
   - **Tecniche di toilette:** consigliare alle donne di pulirsi da davanti a dietro per evitare di diffondere i batteri nell'uretra.
   - **Importanza dello svuotamento completo:** urinare completamente e regolarmente.
   - **Idratazione:** l'importanza di bere acqua a sufficienza.
   - **Rapporti intimi:** urinare prima e dopo il rapporto sessuale per ridurre al minimo il rischio di infezione.

6. Gestione delle complicazioni:
- **Reinfezioni:** riconoscere i segni di una ricaduta e l'importanza di rivedere il medico.
- **Pielonefrite:** un'infezione che si diffonde ai reni richiede spesso il ricovero in ospedale e un attento monitoraggio.
- **Urosepsi:** una risposta sistemica all'infezione che può portare allo shock settico. Il riconoscimento rapido e l'intervento immediato sono essenziali.

7. Follow-up a lungo termine :
- **Controlli regolari:** per i pazienti con infezioni ricorrenti o anomalie anatomiche.
- **Autocura:** per alcuni pazienti ad alto rischio, imparare a fare l'esame delle urine a casa.
- **Trattamento profilattico:** in alcuni casi, può essere raccomandato un trattamento antibiotico a basso dosaggio a lungo termine.

La gestione delle infezioni delle vie urinarie, sebbene comune, richiede un'attenzione accurata per evitare gravi complicazioni. L'infermiere svolge un ruolo centrale nell'educare il paziente, nel monitorare il decorso della malattia e nell'intervenire rapidamente in caso di complicazioni.

Cure palliative in urologia

Le cure palliative sono pensate per migliorare la qualità di vita dei pazienti e delle loro famiglie di fronte alle conseguenze di una malattia potenzialmente fatale. In urologia, è spesso associata a patologie maligne avanzate, in particolare ai tumori urologici. Gli infermieri svolgono un ruolo cruciale in questo approccio multidisciplinare.

1. Comprendere la malattia:
   - **Educazione:** informare i pazienti e le loro famiglie sul decorso naturale della malattia, sulle opzioni di trattamento e sugli obiettivi delle cure palliative.
   - **Discussione aperta:** incoraggiare le domande e affrontare le preoccupazioni o i timori.
2. Gestione del dolore :
   - **Valutazione:** identificazione regolare dei livelli di dolore e dei sintomi associati.
   - **Trattamento:** uso di oppioidi, antinfiammatori e altri analgesici, in collaborazione con il team medico.
   - **Metodi non farmacologici:** tecniche di rilassamento, massaggi, terapie complementari.
3. Sintomi associati :
   - **Problemi urinari:** incontinenza, ritenzione urinaria, ematuria.
   - **Sintomi gastrointestinali:** nausea, costipazione, anoressia.
   - **Sintomi psicologici:** ansia, depressione, confusione.
4. Supporto psicologico ed emotivo:
   - **Ascolto attivo:** offrire uno spazio per esprimere paure, rimpianti e speranze.
   - **Riferimento:** se necessario, si rivolga a psicologi, assistenti sociali o gruppi di sostegno.
5. Pianificazione avanzata delle cure:
   - **Decisioni mediche anticipate:** Discutere i desideri del paziente in merito agli interventi medici, alla rianimazione e alla ventilazione.
   - **Testamento biologico:** incoraggiare i pazienti a comunicare i loro desideri in merito alle cure di fine vita.
6. Sostegno alla famiglia :
   - **Educazione:** fornire informazioni sul processo della malattia e su cosa aspettarsi.
   - **Sostegno emotivo:** offrire ai propri cari un luogo di ascolto e condivisione.

- **Aiuto pratico:** rinvio alle risorse per l'assistenza domiciliare, il sostegno finanziario e l'assistenza logistica.

7. Fine della vita:
- Assistenza domiciliare o in hospice: secondo i desideri del paziente.
- **Supporto:** Fornire una presenza confortante, ascoltando e rispondendo alle esigenze del paziente.
- **Lutto:** offrire sostegno alla famiglia dopo il decesso e indirizzarla verso risorse di supporto al lutto.

Le cure palliative in urologia non si concentrano solo sulla fine della vita, ma sulla qualità della vita. L'infermiere, con le sue competenze e la sua compassione, è un pilastro essenziale in questo approccio incentrato sul paziente e sulla famiglia, offrendo sostegno, comfort e dignità in momenti spesso difficili.

Capitolo 5

CHIRURGIA
IN
UROLOGIA

Tipi comuni di intervento chirurgico

L'urologia copre un'ampia gamma di interventi, dalle procedure endoscopiche minime alla complessa chirurgia aperta. Ogni intervento è personalizzato in base alla patologia specifica del paziente. Ecco una panoramica dei tipi di intervento chirurgico comunemente eseguiti in urologia.

1. Endoscopia urologica :
   * **Cistoscopia:** esame visivo della vescica mediante un cistoscopio per diagnosticare, monitorare e trattare i disturbi della vescica.
   * **Ureteroscopia:** esame visivo degli ureteri e dei reni, spesso per rimuovere i calcoli.
2. Intervento chirurgico per calcoli urinari:
   * **Litotrissia extracorporea a onde d'urto (ESWL): un** metodo non invasivo per rompere i calcoli mediante onde d'urto.
   * **Nefrolitotomia percutanea (PNL):** procedura di rimozione di calcoli renali di grandi dimensioni mediante l'inserimento di un nefroscopio attraverso una piccola incisione nella schiena.
3. Interventi sulla prostata :
   * **Resezione transuretrale della prostata (TURP):** procedura endoscopica per rimuovere parte della prostata ingrossata.
   * **Prostatectomia radicale:** rimozione completa della ghiandola prostatica per trattare il cancro alla prostata.
4. Chirurgia renale :
   * **Nefrectomia:** asportazione totale o parziale del rene, spesso in caso di tumori renali.
   * **Pieloplastica:** riparazione della pelvi renale per correggere un'ostruzione dell'uretere.

5. Chirurgia della vescica :
- **Cistectomia:** rimozione di tutta o parte della vescica, di solito per trattare il cancro alla vescica.
- **Enterocistoplastica:** allargamento della vescica utilizzando un segmento dell'intestino.

6. Chirurgia del sistema riproduttivo maschile :
- **Vasectomia:** procedura di sterilizzazione maschile.
- **Varicocelectomia:** intervento chirurgico per correggere un varicocele (vene dilatate nello scroto).

7. Chirurgia ricostruttiva :
- **Ureterostomia:** creazione di un'apertura artificiale per drenare l'urina.
- **Nefrostomia:** drenaggio diretto del rene attraverso la pelle.
- **Creazione di una neo-vescica:** costruzione di una nuova vescica da un segmento intestinale dopo la cistectomia.

8. Chirurgia pediatrica :
- **Riparazione dell'ipospadia:** correzione di un orifizio uretrale posizionato in modo errato sul pene.
- **Orchiopessi:** rimozione chirurgica di un testicolo non sceso.

Ogni operazione urologica richiede una preparazione specifica, una tecnica chirurgica appropriata e un adeguato monitoraggio post-operatorio per garantire il miglior risultato possibile per il paziente. L'infermiere svolge un ruolo essenziale in queste diverse fasi, garantendo la sicurezza, il comfort e l'educazione del paziente durante tutto il processo.

Il ruolo dell'infermiera perioperatoria

L'infermiere perioperatorio svolge un ruolo cruciale prima, durante e dopo l'intervento chirurgico. La sua presenza e il suo intervento sono essenziali per la sicurezza, il comfort e l'efficienza dell'assistenza chirurgica del paziente. Diamo uno sguardo a ciascuna di queste fasi.

1. Fase preoperatoria :
   - **Valutazione iniziale:** l'infermiere valuta le condizioni generali del paziente, l'anamnesi medica, l'anamnesi chirurgica e la terapia farmacologica in corso, per anticipare eventuali rischi o complicazioni.
   - **Educazione del paziente:** L'infermiera informa il paziente sulla procedura, sui suoi benefici e rischi, sul decorso dell'operazione e sul periodo post-operatorio.
   - **Preparazione fisica:** può comprendere la rasatura dell'area operatoria, l'inserimento di una linea venosa periferica e il controllo dei parametri vitali.
   - **Preparazione emotiva:** l'infermiere offre supporto psicologico, rassicura il paziente e risponde alle sue domande per ridurre l'ansia.
   - **Controlli amministrativi:** assicurarsi che tutti i documenti necessari, come il modulo di consenso informato, siano stati firmati.

2. Fase intraoperatoria (in sala operatoria) :
   - **Trasferimento del paziente:** Assicurare una transizione sicura dal paziente alla sala operatoria.
   - **Assistenza diretta durante l'intervento chirurgico:** alcuni infermieri, come quelli di sala operatoria, assistono direttamente il chirurgo fornendo gli strumenti chirurgici necessari.
   - **Monitoraggio:** l'infermiere monitora continuamente i segni vitali, le reazioni e le condizioni del paziente durante l'operazione.
   - **Documentazione:** mantenere aggiornate le cartelle cliniche, documentare gli eventi, i farmaci somministrati e le osservazioni.

3. Fase post-operatoria:
- **Valutazione iniziale:** all'uscita dalla sala operatoria, l'infermiere valuta immediatamente i segni vitali, il dolore, la presenza di emorragie o altre complicazioni.
- **Gestione del dolore:** somministrare gli analgesici come prescritto e valutare regolarmente la loro efficacia.
- **Supporto emotivo:** continuare a rassicurare i pazienti, rispondere alle loro domande e sostenere le loro famiglie.
- **Cura della ferita:** Controllare regolarmente la ferita chirurgica, pulire se necessario e cambiare le medicazioni.
- **Educazione al ritorno a casa:** informare il paziente e la sua famiglia sulle cure da adottare a casa, sui segni di complicazioni da monitorare e sul follow-up medico necessario.
- **Preparare la dimissione:** assicurarsi che il paziente sia stabile e abbia ricevuto tutti i farmaci e le istruzioni necessarie per tornare a casa.

Durante tutto il percorso chirurgico del paziente, l'infermiere perioperatorio assicura che l'assistenza sia fornita in conformità con le migliori pratiche e gli standard professionali. Rappresenta il collegamento centrale tra il paziente, il chirurgo e gli altri membri del team sanitario, garantendo un'assistenza completa e integrata al paziente.

Possibili complicazioni e la loro cura

L'urologia, come tutte le specialità chirurgiche, è soggetta a complicazioni. Sebbene queste complicanze non siano sistematiche, il loro rapido riconoscimento e la gestione appropriata sono fondamentali per garantire il benessere del paziente.

1. Emorragia :
   - **Riconoscimento:** emorragia attiva, ematoma, calo della pressione sanguigna, tachicardia.
   - **Gestione:** controllo dell'emorragia (compressione, suture, elettrocoagulazione), trasfusione di sangue se necessario, attento monitoraggio dei parametri vitali.
2. Infezione :
   - **Riconoscimento:** febbre, dolore alla minzione, urina torbida o maleodorante, dolore intorno alla ferita chirurgica.
   - **Gestione:** terapia antibiotica, colture dell'urina, cura locale della ferita, drenaggio degli ascessi se necessario.
3. Danni alle strutture adiacenti :
   - **Riconoscimento:** dolore, sangue nelle urine o nelle feci, sintomi digestivi.
   - **Gestione:** rivalutazione chirurgica, trattamento conservativo o riparazione chirurgica come appropriato.
4. Ostruzione urinaria :
   - **Riconoscimento:** incapacità di urinare, dolore pelvico o addominale, distensione addominale.
   - **Gestione:** catetere vescicale per drenare la vescica, successiva valutazione per determinare la causa dell'ostruzione.
5. Formazione di calcoli post-operatori:
   - **Riconoscimento:** dolore, ematuria, colica renale.
   - **Gestione:** analgesia, idratazione, valutazione della diagnostica per immagini, eventualmente ripetere l'operazione per rimuovere i calcoli.
6. Trombosi venosa profonda :
   - **Riconoscimento:** dolore, gonfiore o arrossamento di una gamba, a volte mancanza di respiro (se associato a un'embolia polmonare).
   - **Gestione:** anticoagulanti, compressione elastica, valutazione mediante ecografia Doppler.

7. Complicazioni anestetiche :
- **Riconoscimento:** reazioni allergiche, problemi respiratori, complicazioni cardiache.
- **Trattamento:** trattamento specifico a seconda della complicazione, spesso in un'unità di terapia intensiva.

8. Problemi di guarigione :
- **Riconoscimento:** guarigione ritardata, separazione dei bordi della ferita, infezione.
- **Gestione:** cura locale, eventualmente antibiotici, a volte rioperazione per la chiusura secondaria.

9. Disfunzione erettile o problemi di continenza (dopo alcune operazioni alla prostata o alla vescica):
- **Riconoscimento:** difficoltà a ottenere o mantenere l'erezione, debolezza della vescica.
- **Gestione:** farmaci, riabilitazione perineale, dispositivi meccanici, valutazione psicologica.

10. Complicazioni legate ai dispositivi (cateteri, stent) :
- **Riconoscimento:** dolore, segni di infezione, migrazione del dispositivo, ostruzione.
- **Gestione:** rimozione o sostituzione del dispositivo, trattamento sintomatico.

La chiave per una gestione efficace delle complicanze sta nella prevenzione, nel riconoscimento precoce e nell'intervento rapido. Gli infermieri svolgono un ruolo fondamentale nel monitoraggio dei pazienti e nel rilevamento dei primi segni di complicazioni. Una comunicazione efficace tra l'infermiere, il paziente e l'équipe medica è essenziale per garantire un'assistenza ottimale.

Riabilitazione perineale dopo l'intervento

La rieducazione perineale, spesso definita rieducazione del pavimento pelvico, è un insieme di tecniche volte a rafforzare i muscoli del perineo. Dopo un intervento chirurgico urologico, in particolare la prostatectomia o l'intervento per l'incontinenza, può essere necessario aiutare il paziente a recuperare la normale funzione urinaria e a prevenire possibili complicazioni.

1. Perché la riabilitazione perineale è importante?
   - **Ritorno alla continenza:** dopo alcuni interventi, l'incontinenza urinaria può essere una complicazione. La riabilitazione mira ad accelerare il ritorno alla continenza.
   - **Prevenire il prolasso:** rafforzare i muscoli perineali può aiutare a prevenire la discesa degli organi pelvici.
   - **Miglioramento della funzione sessuale:** un pavimento pelvico tonico può avere un ruolo anche nella funzione erettile.
2. Tecniche di riabilitazione perineale:
   - **Esercizi di Kegel:** consistono nel contrarre e rilassare i muscoli del perineo, rafforzandoli.
   - **Biofeedback: si tratta di un** metodo che utilizza dei sensori per informare il paziente in tempo reale sull'attività dei suoi muscoli perineali, aiutandolo a contrarli in modo più efficace.
   - **Elettrostimolazione: si** utilizzano piccoli impulsi elettrici per stimolare e rafforzare i muscoli del perineo.
   - **Terapia manuale:** consiste nel massaggio o nella pressione applicata da un fisioterapista per migliorare l'elasticità e la funzionalità del perineo.
3. Procedura di riabilitazione:
   - **Valutazione iniziale:** prima di iniziare, viene effettuata una valutazione della forza e della funzione del pavimento pelvico, spesso da un fisioterapista o un urologo specializzato.
   - **Programma personalizzato:** in base alle esigenze del paziente, viene elaborato un programma di esercizi.

- **Follow-up regolare:** vengono organizzate sessioni regolari, spesso settimanali, per monitorare i progressi e adattare il programma, se necessario.

4. Consigli per il paziente:

- **Regolarità:** la chiave del successo è la regolarità. Spesso si consiglia di eseguire gli esercizi più volte al giorno.
- **Evitare lo sforzo:** durante il periodo di riabilitazione, è consigliabile evitare di trasportare carichi pesanti o di praticare sport ad alto impatto.
- **Ascolti il suo corpo: se** avverte dolore o disagio, è fondamentale parlarne con il fisioterapista o il medico.

5. Durata della riabilitazione :

La durata della rieducazione perineale varia a seconda del paziente, della natura dell'intervento e della velocità di recupero. Può durare da poche settimane a diversi mesi.

La rieducazione perineale dopo un intervento di chirurgia urologica è un elemento chiave della gestione post-operatoria. Il suo obiettivo è quello di consentire al paziente di tornare a una qualità di vita ottimale e di prevenire complicazioni future. Gli infermieri svolgono un ruolo importante nell'educazione del paziente, guidandolo e incoraggiandolo durante il processo di riabilitazione.

Capitolo 6

TRATTAMENTI MEDICI E FARMACOLOGICO IN UROLOGIA

Farmaci comunemente utilizzati in urologia

Come specialità medica, l'urologia utilizza una varietà di farmaci per trattare, gestire o prevenire i disturbi urologici. Questi farmaci variano a seconda della condizione da trattare. Ecco una panoramica dei farmaci più comunemente utilizzati in urologia:

1. Antibiotici :
   - **Obiettivo:** trattare e prevenire le infezioni del tratto urinario.
   - **Esempi:** trimetoprim/sulfametossazolo (Bactrim), nitrofurantoina (Macrodantin), ciprofloxacina, amoxicillina.
2. Alfa-bloccanti :
   - **Obiettivo:** trattare l'iperplasia prostatica benigna (BPH) rilassando i muscoli del collo della vescica e della prostata.
   - **Esempi:** tamsulosina (Flomax), alfuzosina (Uroxatral), terazosina (Hytrin).
3. Inibitori della 5-alfa reduttasi :
   - **Obiettivo:** ridurre le dimensioni della prostata nell'IPB.
   - **Esempi:** Finasteride (Proscar), Dutasteride (Avodart).
4. Antispastici :
   - **Obiettivo:** alleviare gli spasmi della vescica.
   - **Esempi:** ossibutinina (Ditropan), tolterodina (Detrol).
5. Farmaci per la disfunzione erettile :
   - **Obiettivo:** facilitare l'erezione.
   - **Esempi:** Sildenafil (Viagra), Tadalafil (Cialis), Vardenafil (Levitra).
6. Agenti urinari alcalinizzanti e acidificanti :
   - **Obiettivo:** modificare il pH dell'urina per trattare e prevenire alcuni tipi di calcoli renali.
   - **Esempi:** citrato di potassio, acetazolamide.

7. Agenti chelanti del calcio :
   - **Obiettivo:** prevenire la formazione di calcoli renali di calcio.
   - **Esempi:** tiazidi, ortofosfati.
8. Analgesici urinari :
   - **Obiettivo:** alleviare il dolore e il comfort associati a un'infezione urinaria.
   - **Esempi:** fenazopiridina (Pyridium).
9. Agenti immunomodulanti :
   - **Obiettivo:** trattamento di alcuni tumori della vescica.
   - **Esempi:** BCG (Bacille de Calmette et Guérin).
10. Farmaci per l'incontinenza urinaria da sforzo :
   - **Obiettivo:** rafforzare il tono dello sfintere uretrale.
   - **Esempi:** Duloxetina (Yentreve).
11. Terapia ormonale :
   - **Obiettivo:** il trattamento del cancro alla prostata in fase avanzata.
   - **Esempi:** leuprolide (Lupron), goserelin (Zoladex).

È essenziale che gli infermieri di urologia abbiano una buona conoscenza dei farmaci comunemente usati, dei loro potenziali effetti collaterali e delle possibili interazioni. Inoltre, devono essere in grado di fornire informazioni pertinenti e di educare i pazienti all'uso e al monitoraggio appropriato di questi farmaci.

Gestione del dolore

Il dolore è un sintomo frequentemente riscontrato in urologia, sia che sia legato a una condizione medica, a un intervento chirurgico o a una procedura invasiva. Una gestione efficace del dolore è essenziale per il comfort del paziente, per la qualità delle cure e per accelerare il processo di guarigione.

1. Valutazione del dolore :
   - **Caratterizzazione:** l'intensità, il tipo (sordo, acuto, lancinante), la durata e la posizione sono essenziali da determinare.
   - **Scale di valutazione: si** utilizzano spesso strumenti come la scala analogica visiva (VAS) o la scala numerica.
   - **Fattori scatenanti e calmanti:** Identificare cosa esacerba o allevia il dolore può aiutare a gestirlo.
2. Farmaci analgesici :
   - **Analgesici non oppioidi:** paracetamolo (acetaminofene), farmaci antinfiammatori non steroidei (FANS) come l'ibuprofene.
   - **Analgesici oppioidi:** morfina, tramadolo, ossicodone. Questi farmaci sono spesso prescritti dopo un intervento chirurgico importante.
   - **Co-analgesici:** farmaci che possono rafforzare l'azione degli analgesici, come alcuni anticonvulsivanti o antidepressivi.
3. Approcci non farmacologici :
   - **Termoterapia:** l'applicazione di calore o freddo può alleviare alcuni tipi di dolore.
   - **Tecniche di rilassamento: la** respirazione profonda, la meditazione o la visualizzazione possono aiutare a gestire il dolore.
   - **Terapie manuali:** massaggio, fisioterapia o osteopatia.
   - **Stimolazione elettrica transcutanea (TENS):** utilizza piccole correnti elettriche per alleviare il dolore.
4. Gestione post-operatoria:
   - **Analgesia-Epidurale Controllata (ACE):** tecnica che consente ai pazienti di autosomministrarsi gli analgesici attraverso la via epidurale.
   - **Blocco nervoso:** anestetico locale per bloccare il dolore in un'area specifica.
   - **Gestione multimodale del dolore:** combinare diversi approcci per massimizzare il sollievo.

5. Dolore cronico in urologia :
  • **Cistite interstiziale:** una condizione dolorosa della vescica che spesso richiede un approccio multidisciplinare.
  • **Dolore post-operatorio:** alcuni dolori possono persistere dopo la guarigione iniziale.
6. Educazione del paziente :
  • **Informazioni sul dolore:** aiutare i pazienti a capire la causa del loro dolore.
  • **Piano di gestione:** discutere le opzioni di trattamento e redigere un piano.
  • **Riconoscere gli effetti collaterali:** alcuni farmaci possono avere effetti collaterali di cui i pazienti devono essere consapevoli.
7. Monitoraggio e follow-up :
  • **Valutazione regolare:** il dolore deve essere rivalutato regolarmente per garantire l'efficacia del trattamento.
  • **Adattamento del trattamento:** a seconda dell'evoluzione del dolore e della risposta al trattamento.

La gestione del dolore in urologia richiede un approccio olistico, che combina strategie mediche e non mediche. Gli infermieri svolgono un ruolo fondamentale, non solo nella somministrazione di farmaci e trattamenti, ma anche nell'educazione del paziente, nel supporto e nel follow-up.

Trattamenti per la disfunzione erettile

La disfunzione erettile (DE) è definita come l'incapacità persistente o ricorrente di ottenere o mantenere un'erezione sufficiente per un'attività sessuale soddisfacente. La sua gestione richiede un approccio multidimensionale che tenga conto delle cause sottostanti, siano esse fisiologiche, psicologiche o entrambe.

1. Valutazione e diagnosi :

Anamnesi medica e sessuale: una valutazione completa dell'anamnesi medica, dei farmaci attuali e dello stile di vita è fondamentale per identificare le possibili cause.

Esami fisiologici: esami del sangue per valutare i livelli ormonali, la glicemia, il colesterolo e altri indicatori. Possono essere utilizzati anche altri esami, come il Doppler del pene.

Valutazione psicologica: per determinare se fattori come lo stress, l'ansia o la depressione svolgono un ruolo.

2. Trattamenti farmacologici :

Inibitori della fosfodiesterasi di tipo 5 (PDE5): sono i trattamenti più comunemente prescritti. Esempi: Sildenafil (Viagra), Tadalafil (Cialis), Vardenafil (Levitra) e Avanafil (Stendra).

Trattamenti ormonali: se la DE è causata da uno squilibrio ormonale, come una bassa produzione di testosterone, si può prendere in considerazione una terapia sostitutiva.

3. Sistemi e procedure:

Pompe a vuoto (pompe per il pene): Un dispositivo che favorisce l'afflusso di sangue al pene creando un vuoto.

Protesi peniene: impianti chirurgici che possono essere gonfiabili o semirigidi.

Iniezioni nel pene: farmaci iniettati direttamente nel pene, come l'alprostadil.

4. Terapie non invasive:

Terapia con onde d'urto: le onde sonore a bassa intensità vengono utilizzate per favorire la formazione di nuovi vasi sanguigni.

Terapie psicologiche: la terapia sessuale o la consulenza possono essere utili, soprattutto se i fattori psicologici contribuiscono alla DE.

5. Trattamenti alternativi :

Agopuntura: sebbene gli studi siano contrastanti, alcuni uomini hanno riscontrato benefici in questo approccio tradizionale cinese.

Integratori a base di erbe: Sono stati esplorati rimedi come il ginseng rosso e lo yohimbe, ma la loro efficacia e sicurezza devono essere studiate ulteriormente.

6. Cambiamenti dello stile di vita:

Miglioramento della dieta: una dieta equilibrata favorisce la circolazione sanguigna e la salute del cuore.

L'esercizio fisico regolare: migliora la circolazione, aumenta la fiducia in se stesso e riduce lo stress.

Eviti il tabacco e l'alcol: queste sostanze possono aggravare la DE.

Ridurre lo stress: le tecniche di rilassamento, la meditazione o lo yoga possono aiutare.

7. Istruzione e comunicazione :

Supporto e consulenza: i pazienti e i loro partner possono beneficiare di sessioni informative sulla DE, le sue cause e i trattamenti.

Mantenere una comunicazione aperta: i partner dovrebbero discutere i loro sentimenti e le loro preoccupazioni per affrontare la situazione insieme.

La disfunzione erettile è una condizione che può incidere profondamente sull'autostima, sulla qualità della vita e sulle relazioni. Un approccio personalizzato al trattamento, basato sulle cause sottostanti e sulle preferenze del paziente, è essenziale per ottenere i migliori risultati possibili.

Chemioterapia e radioterapia in urologia

In urologia, la chemioterapia e la radioterapia sono modalità terapeutiche essenziali nella gestione di vari tumori, compresi quelli della vescica, del rene, della prostata e dei testicoli. La comprensione di questi trattamenti e del loro ruolo nella gestione delle patologie urologiche è fondamentale per gli infermieri di urologia.

1. Chemioterapia :
   Definizione: la chemioterapia si riferisce all'uso di farmaci per uccidere o inibire la crescita delle cellule tumorali.
   Applicazione in urologia :
   - *Cancro della vescica:* instillazione intravescicale o somministrazione sistemica.
   - *Cancro del testicolo:* in particolare per i tumori non seminomatosi.
   - *Cancro al rene:* in situazioni avanzate o metastatiche.

   Effetti collaterali comuni: Nausea, affaticamento, perdita di capelli, mielosoppressione (riduzione delle cellule del sangue).

   Il ruolo dell'infermiere: monitoraggio degli effetti collaterali, somministrazione del trattamento, educazione e supporto del paziente.
2. Radioterapia :
   Definizione: la radioterapia utilizza radiazioni ionizzanti per uccidere o ridurre le cellule tumorali.
   Applicazione in urologia :
   - *Cancro alla prostata: la* radioterapia esterna o la brachiterapia (impianti radioattivi) sono comunemente utilizzate.
   - *Cancro della vescica:* utilizzato come coadiuvante dell'intervento chirurgico o come trattamento principale per i pazienti non idonei all'intervento chirurgico.

Effetti collaterali comuni: Stanchezza, reazioni cutanee (simili a scottature solari), sintomi gastrointestinali, irritazioni della vescica.

Il ruolo dell'infermiere: monitoraggio delle reazioni cutanee, gestione degli effetti collaterali, educazione del paziente alla cura della pelle e follow-up post-trattamento.

3. Combinazione di trattamenti:

    Alcuni pazienti possono richiedere una combinazione di chemioterapia e radioterapia, contemporaneamente o in sequenza. Questa decisione dipende dal tipo, dalla posizione e dallo stadio del tumore.

4. Assistenza infermieristica specifica:

    Preparare i pazienti: Fornire informazioni su cosa aspettarsi, sui potenziali effetti collaterali e su come gestirli.

    Follow-up: le consultazioni post-trattamento sono essenziali per monitorare la risposta al trattamento, gestire gli effetti collaterali e rispondere alle preoccupazioni dei pazienti.

    Supporto emotivo: la diagnosi e il trattamento del cancro possono avere un impatto psicologico significativo. Gli infermieri devono ascoltare, fornire sostegno e, se necessario, indirizzare i pazienti a degli specialisti.

    Educazione: insegnare ai pazienti l'importanza della compliance, il riconoscimento precoce degli effetti collaterali e quando cercare aiuto.

La chemioterapia e la radioterapia sono i pilastri del trattamento oncologico in urologia. Gli infermieri svolgono un ruolo centrale nella gestione dei pazienti, non solo assicurando che i trattamenti siano somministrati in modo sicuro ed efficace, ma anche fornendo un supporto prezioso ai pazienti durante il loro percorso di cura.

Capitolo 7

LE SFIDE EMOTIVO E PSICOLOGICO

Comprendere le reazioni dei pazienti

Quando si tratta di diagnosi e trattamenti urologici, in particolare quelli legati al cancro, i pazienti possono provare un'ampia gamma di emozioni e reazioni. È fondamentale che gli assistenti, in particolare gli infermieri, comprendano queste reazioni per fornire un'assistenza olistica.

1. Shock e incredulità:
    Le diagnosi gravi o inaspettate possono portare a una fase iniziale di shock. Il paziente può avere difficoltà ad assimilare le informazioni o la realtà della situazione.
    Intervento infermieristico: fornire un ambiente calmo, dare al paziente il tempo di fare domande, chiarire qualsiasi informazione fraintesa.
2. Paura e ansia :
    La paura dell'ignoto, dei trattamenti invasivi, degli effetti collaterali e della prognosi può sopraffare i pazienti.
    Intervento infermieristico: ascoltare attivamente, rassicurare il paziente, fornire informazioni dettagliate su cosa aspettarsi, raccomandare tecniche di rilassamento o di meditazione.
3. Rabbia e frustrazione :
    I pazienti possono sentirsi arrabbiati per la loro situazione, chiedendosi: "Perché io?
    Intervento infermieristico: convalidare i sentimenti del paziente senza giudicare, offrire uno spazio di espressione e, se necessario, indirizzare il paziente a uno psicologo o terapeuta.
4. Tristezza e depressione :
    Di fronte a una diagnosi o a sfide di salute, i pazienti possono provare una profonda tristezza o addirittura una depressione clinica.

Intervento infermieristico: sostenere il paziente nell'espressione dei suoi sentimenti, identificare i segni di depressione clinica e, se necessario, raccomandare un consulto psichiatrico.

5. Accettazione :

Con il tempo, la maggior parte dei pazienti attraversa una fase di accettazione, integrando la propria condizione o diagnosi nella propria vita.

Intervento infermieristico: continuare a fornire informazioni, sostenere le decisioni del paziente sul trattamento, incoraggiare l'autonomia.

6. Necessità di informazioni:

I pazienti spesso vogliono capire la loro condizione, le opzioni di trattamento, gli effetti collaterali e la prognosi.

Intervento infermieristico: fornire informazioni chiare, evitare il gergo medico, raccomandare risorse affidabili per ulteriori informazioni.

7. Preoccupazioni per la privacy :

In urologia, molte condizioni e trattamenti possono influire sull'intimità e sulla funzione sessuale.

Intervento infermieristico: affrontare delicatamente l'argomento, fornire informazioni sulla possibile riabilitazione, consigliare terapisti sessuali se necessario.

8. Reazioni all'immagine del corpo :

Un intervento chirurgico, come l'asportazione della prostata o dei testicoli, può influenzare il modo in cui il paziente percepisce il proprio corpo.

Intervento infermieristico: convalidare i sentimenti del paziente, offrire risorse sul supporto post-operatorio, incoraggiare la comunicazione con il partner o i parenti.

In definitiva, ogni paziente è unico ed è essenziale riconoscere e rispettare le sue reazioni individuali. Una comunicazione aperta, un ascolto empatico e un'educazione adeguata sono le chiavi per guidare efficacemente il paziente attraverso le sfide associate alle cure urologiche.

L'impatto psicologico patologie urologiche

La sfera urologica, per sua natura, è intrinsecamente legata ad aspetti profondamente personali e privati dell'esistenza umana, come la sessualità, la procreazione e le funzioni corporee di base. Di conseguenza, le patologie urologiche hanno spesso un impatto psicologico significativo sui pazienti, che va ben oltre i semplici sintomi fisiologici.

1. Autostima compromessa:
   • Le patologie urologiche, come l'incontinenza, possono avere un effetto profondo sull'autostima. Sentirsi 'fuori controllo' delle funzioni corporee di base può portare a sentimenti di imbarazzo o vergogna.
2. Problemi di intimità e sessualità:
   • La disfunzione erettile, l'impotenza o il dolore durante il rapporto sessuale possono causare tensioni nella relazione, riduzione del desiderio sessuale e sentimenti di inadeguatezza o ansia.
3. Paure legate alla fertilità :
   • Condizioni come il tumore al testicolo possono generare preoccupazioni sulla possibilità di avere figli in futuro. Questo può causare un disagio significativo, soprattutto nei pazienti giovani.
4. Ansia e depressione :
   • Le diagnosi di tumore urologico, come il cancro alla prostata, possono provocare sentimenti di ansia per quanto riguarda la prognosi, la durata della vita e la qualità di vita futura. In alcuni casi, questo può portare alla depressione clinica.

5. Isolamento sociale :
   - I sintomi di incontinenza o la necessità di cateterizzazione regolare possono indurre alcuni pazienti ad evitare l'interazione sociale, per paura di un incidente o per imbarazzo.
6. Trauma post-operatorio:
   - Dopo un intervento chirurgico importante, alcuni pazienti possono manifestare sintomi di stress post-traumatico, tra cui flashback dell'operazione o aumento dell'ansia per la propria salute.
7. Impatto sull'identità di genere :
   - Per alcuni pazienti, in particolare quelli che si sottopongono a un intervento chirurgico radicale come la cistectomia totale (asportazione della vescica) con urostomia, possono sorgere domande profonde sull'identità di genere e sulla percezione di sé come maschio o femmina.
8. Impatto sulla famiglia e sugli amici :
   - Anche le persone che circondano il paziente, siano esse partner, figli o amici, possono subire uno stress psicologico. Possono sentirsi impotenti, tristi o ansiosi per il futuro del paziente.

Per gestire queste sfide psicologiche, è fondamentale adottare un approccio olistico alla gestione dei pazienti con patologie urologiche. Ciò include non solo il trattamento della patologia in sé, ma anche l'offerta di supporto psicologico, consulenza o terapia per aiutare i pazienti a navigare nelle acque spesso turbolente delle emozioni e delle reazioni associate alla loro condizione. La collaborazione tra urologi, infermieri, psicologi e assistenti sociali è essenziale per garantire un supporto completo ed efficace.

Comunicazione con il paziente e la sua famiglia

La comunicazione è una componente essenziale dell'assistenza medica, in particolare nel campo dell'urologia, dove le questioni toccano spesso aree intime e sensibili della vita del paziente. Una comunicazione efficace può influenzare notevolmente la soddisfazione del paziente, l'adesione al trattamento e i risultati clinici. Ecco alcune considerazioni e consigli per ottimizzare questa comunicazione.

1. Stabilire un rapporto di fiducia:
   - Iniziare con l'ascolto attivo. È fondamentale prestare piena attenzione al paziente, riconoscere le sue preoccupazioni e convalidare i suoi sentimenti.
   - Garantire la riservatezza delle informazioni condivise, un elemento fondamentale per stabilire e mantenere la fiducia.
2. Chiarire il gergo medico:
   - I termini urologici possono essere complicati per i non addetti ai lavori. Spieghi sempre diagnosi, procedure e trattamenti con un linguaggio semplice e chiaro.
3. Valutare la comprensione del paziente:
   - Dopo aver condiviso le informazioni, faccia delle domande o chieda al paziente di ripetere ciò che ha capito. Questo le permette di verificare che il messaggio sia stato trasmesso in modo chiaro.
4. Tenere conto della cultura e delle credenze:
   - Rispettare le differenze culturali e religiose, che possono influenzare la percezione della malattia, del trattamento e della guarigione.
5. Includere la famiglia e gli assistenti:
   - Le patologie urologiche possono avere un impatto non solo sul paziente, ma anche sulle persone che lo circondano. Quando il paziente è d'accordo,

coinvolga la famiglia o chi si prende cura di lui nelle discussioni per garantire una gestione completa.

6. Offrire aiuti visivi:
   - L'uso di diagrammi, modelli anatomici o opuscoli può aiutare a chiarire concetti complessi, in particolare per quanto riguarda l'anatomia e le procedure chirurgiche.

7. Fornire informazioni scritte:
   - I pazienti possono essere sopraffatti dalle informazioni. Distribuire opuscoli, schede riassuntive o istruzioni scritte può aiutarli ad assimilare le informazioni a casa.

8. Gestire le emozioni :
   - Paura, ansia, tristezza o rabbia possono sorgere durante le visite urologiche. Riconoscere queste emozioni, convalidarle e offrire un sostegno emotivo è essenziale.

9. Incoraggiare le domande:
   - Creare un ambiente in cui il paziente si senta libero di fare domande o esprimere preoccupazioni senza essere giudicato.

10. Pianificare il follow-up :
    - Si assicuri che il paziente e la sua famiglia sappiano come e quando contattarla in caso di ulteriori domande o dubbi. Questo rafforza la sensazione di sicurezza e di supporto continuo.

11. Formazione continua :
    - La formazione sulla comunicazione è essenziale per gli operatori sanitari. Partecipare a workshop o seminari sulla comunicazione può migliorare le competenze e rafforzare la relazione terapeutica.

La comunicazione è al centro della medicina, e ancora di più in un campo così delicato come l'urologia. Un approccio empatico, chiaro e aperto può migliorare notevolmente l'esperienza del paziente, influenzare positivamente i risultati terapeutici e rafforzare il rapporto tra paziente, famiglia ed équipe medica.

Prendersi cura della propria salute mentale come infermiere

L'infermiere è una delle professioni più nobili, ma anche una delle più impegnative. Gli infermieri si confrontano regolarmente con dolore, sofferenza, emergenze mediche e decessi. Nel campo dell'urologia, sono anche chiamati ad affrontare problemi intimi che possono essere emotivamente carichi per i pazienti. Queste responsabilità possono avere un forte impatto sulla salute mentale dell'infermiere. È quindi fondamentale che questi professionisti della salute si prendano cura del loro benessere psicologico.

1. Riconoscere i segnali di stress e burnout:
   * Stanchezza, irritabilità, tristezza, ritiro sociale e problemi di sonno possono essere indicatori di stress o burnout.
2. Stabilire limiti chiari:
   * Anche se è naturale voler aiutare tutti, è essenziale riconoscere i propri limiti e imparare a dire di no quando è necessario.
3. Trovare il tempo per se stessi:
   * Dedichi regolarmente del tempo ad attività rilassanti o piacevoli, come la lettura, lo sport, la meditazione o altri hobby.
4. Cercare supporto:
   * Parlare con colleghi, amici o parenti può aiutare a mettere le cose in prospettiva. Se necessario, consideri la possibilità di consultare un professionista della salute mentale.
5. Sviluppare una routine di autocura:
   * Questo può includere una dieta sana, esercizio fisico regolare, sonno adeguato e pause dal lavoro.

6. Evitare l'isolamento:
   • Condivida le sue esperienze con altri infermieri, partecipi a gruppi di sostegno o a workshop sul benessere per i professionisti della sanità.
7. Formazione continua :
   • Seminari e workshop sulla gestione dello stress, sulla resilienza o sulla meditazione possono offrire strumenti per migliorare la salute mentale.
8. Ricorda perché :
   • Ricordarsi regolarmente perché ha scelto questa professione può aiutarla a ricollegarsi alla sua passione e a trovare un significato anche nei momenti difficili.
9. Creare un ambiente di lavoro sano:
   • Collabori con i suoi colleghi e la direzione per creare un ambiente di lavoro positivo che favorisca il benessere dei dipendenti.
10. Congedo:
   • È importante prendersi delle vacanze e dei giorni liberi per ricaricare le batterie, lontano dalle responsabilità professionali.
11. Evitare l'automedicazione:
   • Alcune persone possono essere tentate di ricorrere all'alcol, ai farmaci o ad altre sostanze per gestire lo stress. Queste soluzioni temporanee possono peggiorare i problemi a lungo termine.
12. Cercare una supervisione o un tutoraggio:
   • Avere un mentore o un supervisore con cui discutere delle sfide professionali può fornire una visione e dei consigli preziosi.

La salute mentale è importante quanto quella fisica, soprattutto in una professione impegnativa come quella dell'infermiere. Prendersi del tempo per prendersi cura di sé, cercare supporto e mettere in atto delle routine salutari sono tutti passi essenziali per garantire una carriera lunga, appagante e vantaggiosa sia per gli infermieri che per i loro pazienti.

Capitolo 8

ETICA
IN
UROLOGIA

Dilemmi etici comuni in urologia

L'urologia, come altre branche della medicina, si trova spesso ad affrontare sfide etiche. Queste sfide vanno al cuore della medicina, intrecciandosi con le convinzioni personali, i progressi tecnologici, le aspettative dei pazienti e le linee guida mediche. I dilemmi etici sono onnipresenti, in quanto la medicina moderna spinge costantemente indietro i confini di ciò che è possibile, mettendo in discussione ciò che è veramente desiderabile o morale.

Prendiamo, ad esempio, la questione della chirurgia sui bambini intersessuali. Storicamente, sono stati eseguiti numerosi interventi nella prima infanzia per assegnare un sesso 'normale' a questi bambini. Tuttavia, queste operazioni, spesso irreversibili, sono attualmente messe in discussione. È etico prendere una tale decisione per un bambino, spesso senza un'urgenza medica immediata, prima che possa esprimere il proprio senso di identità di genere o dare il proprio consenso?

Un'altra questione spinosa è il trattamento della disfunzione erettile o dell'incontinenza nei pazienti anziani o gravemente malati. In una società che valorizza la giovinezza e la vitalità, può essere difficile soppesare i benefici del miglioramento della qualità di vita rispetto ai potenziali rischi dell'intervento in un paziente fragile. Questi trattamenti dovrebbero essere incoraggiati per il benessere psicologico del paziente, o dovremmo essere più cauti, tenendo conto dell'età e delle condizioni generali del paziente?

Il trapianto di rene è anche una fonte di dilemmi etici. Chi dovrebbe avere la priorità nella lista d'attesa? Come bilanciare l'età, la gravità della malattia, lo stile di vita e altri fattori nel prendere una decisione etica? E come deve essere gestita la donazione di rene da vivente, dove le questioni emotive e relazionali possono complicare ulteriormente le considerazioni mediche?

Allo stesso modo, la proliferazione dei test genetici in campo urologico, che permettono di prevedere il rischio di cancro o di altre malattie, apre la porta a questioni etiche sulle informazioni da fornire, sulla riservatezza e sulle decisioni di profilassi che possono seguire.

Infine, al centro di tutti questi dilemmi c'è il rapporto tra medico e paziente. Fino a che punto un medico dovrebbe spingersi per rispettare i desideri del suo paziente, anche se non li condivide? Come ci muoviamo tra l'autonomia del paziente, l'obbligo di non nuocere e il desiderio di fare la cosa giusta?

L'urologia, con la sua combinazione unica di preoccupazioni mediche e profonde questioni personali, offre una finestra sulle sfide etiche più urgenti del nostro tempo. Ci ricorda che, mentre la scienza e la tecnologia continuano a progredire a rotta di collo, la nostra capacità di pensare in modo critico e compassionevole alle loro implicazioni è più importante che mai.

Riservatezza e il consenso informato

In medicina, la riservatezza e il consenso informato sono due principi etici fondamentali che garantiscono il rispetto e la tutela dei diritti dei pazienti. Questi principi riflettono non solo gli obblighi legali, ma anche la fiducia che i pazienti ripongono nei loro assistenti, una fiducia che è fondamentale per una relazione terapeutica efficace.

La riservatezza garantisce che le informazioni personali e mediche di un paziente siano condivise solo con gli operatori sanitari direttamente coinvolti nella sua cura, a meno che il paziente non dia il suo consenso o la legge lo richieda. Questo protegge la privacy dei pazienti, ma è anche una questione di dignità e di rispetto. In urologia, dove spesso si discutono questioni intime e potenzialmente imbarazzanti, la riservatezza è ancora più essenziale. I pazienti devono sapere che possono parlare apertamente senza temere che le loro informazioni vengano divulgate in modo inappropriato.

Il consenso informato è il processo con cui il medico informa il paziente di tutte le opzioni terapeutiche disponibili, dei loro benefici, rischi e conseguenze. Ciò consente al paziente di prendere una decisione informata sul tipo di azione da intraprendere. Il medico deve assicurarsi che il paziente abbia compreso tutte queste informazioni e abbia avuto l'opportunità di fare domande. Nel campo dell'urologia, dove gli interventi chirurgici, i trattamenti farmacologici e altre procedure possono avere conseguenze significative, ottenere il consenso informato è fondamentale. Assicura che i pazienti siano pienamente coinvolti nella loro cura, il che può avere un impatto positivo sull'adesione al trattamento e sui risultati clinici.

L'importanza di questi due principi è rafforzata dalla loro interconnessione. Senza riservatezza, un paziente può essere riluttante a condividere informazioni essenziali, compromettendo così la propria sicurezza e il processo di consenso informato. E senza il consenso informato, un paziente può sentirsi tradito perché un intervento è stato eseguito senza la sua piena comprensione o il suo accordo.

Rispettando sia la riservatezza che il consenso informato, gli operatori sanitari, e gli urologi in particolare, non solo onorano i loro obblighi etici e legali, ma rafforzano anche il sacro legame di fiducia che li lega ai loro pazienti. È in questo spirito di rispetto reciproco e di collaborazione che la medicina raggiunge il suo più alto potenziale, offrendo un'assistenza che è al tempo stesso premurosa ed efficace.

Fine vita e processo decisionale in urologia

La fine della vita è un momento delicato ed emotivo per tutti gli individui, le loro famiglie e chi li assiste. Nel campo dell'urologia, la fine della vita è spesso legata a patologie avanzate come il cancro alla vescica, al rene o alla prostata, ma può anche riguardare altre condizioni urologiche croniche e complesse. Il processo decisionale in questo periodo è particolarmente importante, in quanto deve garantire un approccio centrato sul paziente che ne preservi la dignità e il comfort.

La prima sfida che devono affrontare gli urologi e le loro équipe è identificare il momento giusto per orientare le discussioni verso le cure palliative piuttosto che quelle curative. Ciò richiede una valutazione rigorosa non solo della malattia e della prognosi, ma anche dei desideri e dei valori del paziente. Una comunicazione aperta e onesta è essenziale. I pazienti devono essere informati sul possibile decorso della loro malattia, sui trattamenti disponibili e sui loro vantaggi e svantaggi.

Tuttavia, il processo decisionale non si limita alla scelta del trattamento. Include anche considerazioni sulla qualità della vita, le preferenze del paziente per il luogo di cura (ad esempio, casa o hospice) e la discussione delle direttive anticipate o degli ordini di non rianimazione. Per molti, il sollievo dal dolore e il comfort hanno la precedenza sugli interventi medici aggressivi.

Un altro aspetto cruciale è il supporto emotivo e psicologico. I pazienti possono provare una serie di emozioni, dalla paura e dalla rabbia alla depressione e all'accettazione. Potrebbero aver bisogno di aiuto per affrontare questioni irrisolte, esprimere i loro desideri per gli ultimi giorni di vita o parlare delle loro paure sulla morte e sulle conseguenze. Le famiglie, nel frattempo, possono aver bisogno di sostegno per affrontare il lutto imminente e per comprendere le decisioni mediche.

Le équipe urologiche hanno anche la responsabilità di lavorare in collaborazione con altri specialisti, come oncologi, anestesisti, psicologi o team di cure palliative, per garantire un'assistenza completa e olistica ai pazienti alla fine della vita.

Il processo decisionale urologico alla fine della vita è un processo complesso, multidimensionale e profondamente umano. Richiede compassione, abilità, comunicazione e, soprattutto, rispetto per il desiderio del paziente di vivere i suoi ultimi momenti con dignità e comfort. Gli urologi svolgono un ruolo centrale in questo processo, agendo come medici, consulenti e sostenitori dei loro pazienti.

Capitolo 9

COMPETENZE INTERPROFESSIONALI

Lavorare con gli urologi:
La necessità di una sinergia

Il mondo medico è un luogo di interazione costante, dove ogni specialista contribuisce al benessere del paziente. Nel reparto di urologia, questa collaborazione assume la forma di una relazione speciale tra l'infermiere e l'urologo. Insieme, formano un team la cui sinergia è essenziale per una cura ottimale del paziente.

Gli urologi hanno un'esperienza approfondita nelle patologie dell'apparato urinario e genitale. Fanno diagnosi, decidono gli interventi chirurgici e determinano i trattamenti da somministrare. Tuttavia, questa competenza medica, pur essendo fondamentale, non può essere pienamente efficace senza la presenza dell'**infermiere**.

L'**infermiere di urologia** è il collegamento tra il paziente e l'urologo. È la prima linea di osservazione per rilevare i segni di complicazioni, i cambiamenti nelle condizioni del paziente o gli effetti collaterali del trattamento. Grazie al contatto quotidiano con il paziente, spesso si trova nella posizione migliore per valutare il benessere generale del paziente, sia fisico che emotivo.

Questa collaborazione tra l'urologo e l'infermiere non si limita allo scambio di informazioni cliniche. Insieme, discutono le migliori strategie di gestione, condividono le loro osservazioni e adattano l'assistenza di conseguenza. L'infermiere apporta anche una prospettiva unica sull'esperienza, le preoccupazioni, le paure e le speranze del paziente, informazioni essenziali per un'assistenza olistica.

Lavorare a stretto contatto permette anche una **formazione continua reciproca**. L'infermiere può beneficiare delle conoscenze mediche dell'urologo per perfezionare le sue competenze, mentre l'urologo può imparare tecniche di cura specifiche o come gestire le reazioni del paziente dall'esperienza dell'infermiere.

Ma questa sinergia va oltre il semplice rapporto binario urologo-infermiere. Si estende all'intero team di cura: assistenti infermieristici, fisioterapisti, psicologi, anestesisti, ecc. Ogni membro apporta il proprio valore aggiunto, ed è in questa unione di competenze che risiede la vera forza del reparto di urologia.

La collaborazione con l'urologo non è semplicemente una necessità funzionale; è un'alleanza, una cooperazione in cui ogni attore, con il suo know-how e la sua esperienza, contribuisce ad offrire al paziente la migliore assistenza possibile. In questa danza complessa ed esigente che è la medicina, la sinergia tra l'infermiere e l'urologo è un passo armonioso verso l'eccellenza.

Lavorare insieme con altre specialità mediche

Sebbene l'urologia sia una specialità distinta e approfondita, non esiste nel vuoto. A causa della natura interconnessa del corpo umano, le patologie urologiche possono influenzare o essere influenzate da altri sistemi e organi. Pertanto, la gestione efficace di un paziente urologico richiede spesso una stretta collaborazione con altri specialisti medici.

1. Nefrologia: questa specialità si concentra sui reni, che svolgono un ruolo importante nel sistema urinario. I nefrologi trattano le malattie renali che possono portare a complicazioni urologiche. L'interazione tra urologi e nefrologi è quindi essenziale per la gestione complessiva delle malattie renali.

2. Oncologia: poiché molti tumori possono colpire il sistema urologico (prostata, vescica, reni, ecc.), l'urologo lavora a stretto contatto con l'oncologo per sviluppare e attuare un piano di trattamento personalizzato per ogni paziente.

3. Radiologia: per la diagnosi o il monitoraggio della patologia urologica, l'urologo si affida spesso all'esperienza del radiologo. Le tecniche di imaging come l'ecografia, la TAC o la risonanza magnetica sono strumenti preziosi per visualizzare le strutture interne e valutare la natura e l'estensione di un'anomalia.

4. Ginecologia: i problemi urologici possono spesso avere un impatto sulla salute riproduttiva e viceversa. Condizioni come fistole o prolassi richiedono una gestione congiunta da parte dell'urologo e del ginecologo.

5. Endocrinologia: in casi come la disfunzione erettile, dove uno squilibrio ormonale può essere un fattore, l'urologo può consultare un endocrinologo per una prospettiva più completa.

6. Anestesiologia: prima di qualsiasi intervento chirurgico, è essenziale una valutazione preoperatoria da parte dell'anestesista. Questa collaborazione garantisce la sicurezza del paziente durante l'operazione.

7. Psicologia/Psichiatria: le patologie urologiche, in particolare quelle che hanno un impatto sulla qualità della vita, possono anche influire sulla salute mentale del paziente. La collaborazione con uno psicologo o psichiatra può aiutare ad affrontare gli aspetti emotivi o psicologici delle condizioni urologiche.

In breve, sebbene l'urologia sia una specialità medica a sé stante, non può funzionare in modo isolato. La complessità delle patologie e dei trattamenti richiede un approccio multidisciplinare. Questa collaborazione tra diverse specialità garantisce un'assistenza completa al paziente, in cui ogni aspetto della sua salute viene considerato e trattato con la massima attenzione.

Comunicare in modo efficace con tecnici, assistenti infermieristici e medici.

La comunicazione è uno dei pilastri fondamentali di un'assistenza medica di successo. Nel reparto di urologia, dove ogni paziente è un caso unico con esigenze specifiche, una comunicazione chiara ed efficace è essenziale. L'infermiere, al crocevia di molti scambi, deve interagire con diversi professionisti della salute per garantire la migliore assistenza possibile.

1. Con i tecnici di imaging medico :
   - **Definire chiaramente l'obiettivo dell'esame**: cosa stiamo cercando di visualizzare o escludere?
   - **Trasmettere tutte le informazioni rilevanti**: Informare sull'anamnesi del paziente, su eventuali allergie o su caratteristiche particolari da tenere in considerazione durante l'esame.
   - **Recupero e interpretazione dei risultati**: una volta completato l'esame, ottenere una spiegazione dettagliata dei risultati da inserire nella cartella clinica del paziente.
2. Con gli assistenti di cura:
   - **Chiarire le esigenze del paziente**: alcuni pazienti possono avere esigenze specifiche in termini di igiene o mobilità.
   - **Condividere le osservazioni**: L'assistente di cura è spesso il primo a notare i cambiamenti nello stato di salute o nel comportamento del paziente. Uno scambio regolare di osservazioni è essenziale.
   - **Definire le routine**: comunicare le abitudini e le preferenze del paziente rende più facile la sua gestione quotidiana.

3. Con gli assistenti medici:

- **Coordinare gli appuntamenti**: Assicurare che il paziente riceva l'assistenza giusta al momento giusto.
- **Trasmettere le informazioni mediche rilevanti**: L'anamnesi, le allergie, i farmaci attuali e le raccomandazioni del medico devono essere condivisi chiaramente.
- **Ottimizzare la logistica**: gli assistenti medici svolgono un ruolo cruciale nella gestione delle cartelle cliniche, nell'approvvigionamento delle forniture e nel coordinamento delle cure.

Consigli generali per una comunicazione efficace:

- **Ascolto attivo**: Dedicare del tempo all'ascolto fornisce informazioni preziose e crea fiducia.
- **Utilizzi un linguaggio chiaro**: eviti il gergo medico quando non è necessario.
- **Organizzi incontri regolari**: incontri regolari assicurano che tutti siano sulla stessa lunghezza d'onda.
- **Utilizzi strumenti di comunicazione moderni**: sistemi computerizzati, applicazioni dedicate o persino la messaggistica istantanea possono facilitare gli scambi.
- **Dare e ricevere feedback**: la comunicazione deve essere bidirezionale. È essenziale incoraggiare i membri del team a condividere le loro osservazioni e a fornire un feedback.

Gli infermieri svolgono un ruolo essenziale nel cuore di questa dinamica. Assicurando una comunicazione fluida e continua con i vari operatori sanitari, contribuiscono a ottimizzare l'assistenza offerta ai pazienti, a rafforzare la coesione del team e a garantire la sicurezza e il benessere del paziente in ogni fase della sua cura.

Capitolo 10

UROLOGIA PEDIATRICA

Differenze anatomiche
e fisiologia nei bambini

Il sistema urologico del bambino differisce notevolmente da quello dell'adulto, non solo anatomicamente ma anche fisiologicamente. Queste distinzioni hanno implicazioni dirette sulla gestione clinica dell'urologia pediatrica.

1. Anatomia del sistema urinario nei bambini:
   - **Dimensioni e posizione dei reni:** i reni di un neonato o di un bambino sono relativamente più grandi in proporzione alle dimensioni del corpo rispetto a quelli di un adulto. Inoltre, si trovano in una posizione più bassa e si spostano verso l'alto man mano che il bambino cresce.
   - **Forma del rene:** nei feti e nei neonati, il rene ha una forma lobata, che diminuisce gradualmente fino a diventare liscia intorno ai 5 o 6 anni.
   - **Ureteri: gli** ureteri dei bambini sono proporzionalmente più corti, il che può aumentare il rischio di reflusso vescico-ureterale, una condizione in cui l'urina risale dalla vescica ai reni.
   - **Vescica: la** vescica di un bambino si trova più in alto nell'addome rispetto a quella di un adulto e scende gradualmente con l'età. Inoltre, ha una capacità inferiore.
2. Fisiologia renale e delle vie urinarie nei bambini:
   - **Filtrazione glomerulare: la** funzione renale, misurata dalla velocità di filtrazione glomerulare (GFR), è ridotta nei neonati. Raggiunge i valori dell'adulto intorno all'età di 1 o 2 anni.
   - **Concentrazione dell'urina:** i reni dei neonati hanno una capacità limitata di concentrare l'urina. Questa capacità migliora con l'età, consentendo una migliore regolazione del bilancio idrico.

- **Equilibrio elettrolitico:** i reni dei bambini sono meno efficienti nel regolare gli elettroliti, rendendoli più suscettibili agli squilibri elettrolitici.
- **Controllo della vescica:** la continenza urinaria cambia con l'età. I bambini piccoli non hanno un controllo completo della minzione, che in genere si sviluppa tra i 2 e i 4 anni.

3. Implicazioni cliniche :
- **Infezioni del tratto urinario:** le caratteristiche anatomiche e fisiologiche dei bambini possono renderli più suscettibili alle infezioni del tratto urinario.
- **Anomalie congenite:** alcuni problemi urologici, come le valvole uretrali posteriori o le anomalie renali, sono specifici della popolazione pediatrica.
- **Trattamenti: I** farmaci e le procedure urologiche devono essere adattati all'anatomia e alla fisiologia dei bambini, con particolare attenzione al dosaggio e alle tecniche chirurgiche.

La gestione urologica dei bambini richiede una conoscenza approfondita di queste differenze per garantire una diagnosi accurata, un trattamento adeguato e un recupero ottimale. Richiede inoltre un approccio specifico, che tenga conto degli aspetti emotivi e psicologici associati a questa popolazione.

Patologie urologiche comuni nei bambini

L'urologia pediatrica è un campo specifico che si occupa dei disturbi urologici nei bambini. Le patologie urologiche comuni nei bambini a volte differiscono da quelle riscontrate negli adulti, sia per la loro natura che per il modo in cui vengono gestite. Ecco una panoramica di queste condizioni:

1. Infezioni delle vie urinarie (UTI) :
   - Queste infezioni sono comuni nei bambini, soprattutto nelle bambine.
   - I sintomi variano: febbre, irritabilità, dolore addominale, minzione frequente.
   - Particolare attenzione viene prestata al rilevamento del reflusso vescico-ureterale, una condizione in cui l'urina risale dalla vescica verso i reni, che può causare UTI ricorrenti.
2. Reflusso vescico-ureterale (VUR) :
   - Si tratta di un ritorno anomalo di urina dalla vescica agli ureteri e infine ai reni.
   - Può causare infezioni ripetute e danneggiare i reni.
   - Il trattamento può essere medico o chirurgico, a seconda della gravità della condizione.
3. Ipospadia :
   - Una condizione congenita in cui l'apertura dell'uretra si trova sul lato inferiore del pene anziché sulla punta.
   - Spesso richiede un intervento chirurgico per riposizionare l'apertura dell'uretra.
4. Criptorchidismo (testicolo non sceso) :
   - Quando uno o entrambi i testicoli non scendono nello scroto prima della nascita.
   - Può essere trattata chirurgicamente, di solito prima dei 2 anni.
5. Valvole dell'uretra posteriore :
   - Un'anomalia congenita in cui le valvole dell'uretra impediscono il normale flusso dell'urina, causando la dilatazione del tratto urinario.
   - Può provocare danni ai reni se non viene trattata.
   - La chirurgia è il trattamento abituale.
6. Sindrome della giunzione pieloureterale :
   - Ostruzione alla giunzione tra il rene e l'uretere, con conseguente dilatazione della pelvi renale.
   - Può causare dolore, infezioni e danni ai reni.
   - Il trattamento è spesso chirurgico.

7. Enuresi notturna :
- Emissione involontaria di urina durante il sonno, comune nei bambini, soprattutto sotto i 7 anni.
- Ci sono diverse cause possibili: ritardo nella maturazione della vescica, aumento della produzione di urina durante la notte, sonno profondo.
- Il trattamento comprende cambiamenti comportamentali, farmaci e talvolta allarmi per la pipì a letto.

8. Ernia inguinale e idrocele:
- Un'ernia inguinale si verifica quando una parte dell'intestino entra nel canale inguinale.
- L'idrocele è un accumulo di liquido intorno al testicolo.
- Entrambi possono richiedere un intervento chirurgico.

9. Tumori renali :
- Anche se rari, i tumori del rene come il nefroblastoma o il tumore di Wilms possono verificarsi nei bambini.
- Il trattamento dipende dalle dimensioni, dalla posizione e dal tipo di tumore.

Queste patologie, tra le altre, richiedono un trattamento specifico. La diagnosi precoce e l'intervento appropriato sono essenziali per garantire il miglior risultato possibile per il bambino.

Assistenza emotiva e gli aspetti psicologici del giovane paziente

Quando un bambino deve affrontare problemi medici, in particolare patologie urologiche, l'impatto spesso va oltre il fisico. Le implicazioni emotive e psicologiche sono profonde, sia per il bambino che per la sua famiglia. L'assistenza olistica deve includere queste dimensioni per offrire un supporto completo al paziente.

1. Comprendere la paura e l'ansia :
   - **Riconoscimento:** i bambini possono non esprimere chiaramente la loro ansia. È fondamentale essere attenti ai segnali più sottili, come l'agitazione, i disturbi del sonno o i cambiamenti comportamentali.
   - **Informazioni:** spiegare le procedure mediche in modo adeguato all'età può ridurre la paura dell'ignoto. Utilizzi termini semplici, giocattoli o disegni per aiutare a spiegare.
2. Incoraggiamento e rinforzo positivo:
   - I bambini rispondono bene agli incoraggiamenti. Ricordare il loro coraggio o premiarli dopo una procedura difficile può aiutare a rafforzare la loro fiducia.
3. Supporto della famiglia :
   - Coinvolgere attivamente la famiglia nell'assistenza, in quanto svolge un ruolo fondamentale nel sostegno emotivo del bambino.
   - Fornisce ai genitori informazioni e risorse per aiutarli a capire e a gestire la situazione.
4. Aree adatte ai bambini:
   - L'ambiente ospedaliero può intimorire. Avere spazi colorati, divertenti e adatti ai bambini può aiutare a ridurre lo stress.
5. Integrare la distrazione :
   - L'uso di distrazioni come libri, giochi, musica o video può essere un modo efficace per ridurre l'ansia prima o durante le procedure mediche.
6. Accesso a uno psicologo o a un terapeuta specializzato:
   - In situazioni più complesse o prolungate, l'intervento di uno specialista formato nell'assistenza psicologica dei bambini può rivelarsi utile.
7. Gruppi di sostegno :
   - Partecipa a gruppi di sostegno in cui i bambini e le loro famiglie possono condividere le loro esperienze ed emozioni con altre persone che si trovano in situazioni simili.

8. Follow-up post-trattamento :
  * Una volta terminato il trattamento, è necessario un follow-up per individuare e gestire eventuali postumi psicologici, come lo stress post-traumatico.
9. Educazione e autonomia:
  * Incoraggiare i bambini più grandi ad assumere un ruolo attivo nella loro cura, informandoli ed educandoli. Questo può rafforzare il loro senso di autonomia e migliorare la loro autostima.

L'assistenza emotiva e psicologica per un giovane paziente non è un'opzione, ma una necessità. Gioca un ruolo decisivo nel recupero del bambino e nella sua capacità di affrontare le sfide future.

Lavorare con i genitori o i tutori

Nel percorso medico di un bambino, i genitori o i tutori sono molto più che semplici spettatori. Sono i primi difensori, i primi assistenti e spesso gli interpreti dei dolori del loro bambino. Il loro ruolo è così intrinseco che qualsiasi intervento medico non può essere pienamente efficace senza il loro coinvolgimento attivo e la loro collaborazione.

Fin dalle prime fasi della diagnosi, è essenziale stabilire un rapporto di fiducia con i genitori. Di fronte all'incognita di una situazione medica, i genitori possono essere sopraffatti dalla paura, dall'ansia o dal senso di colpa. Ascoltare in modo empatico le loro preoccupazioni, assicurare loro la qualità delle cure che riceveranno i loro figli e fornire informazioni chiare e comprensibili sono passi fondamentali per costruire questa fiducia.

I genitori sono spesso gli occhi e le orecchie di medici e infermieri quando si tratta di descrivere i sintomi, le abitudini e le reazioni del bambino. È quindi fondamentale incoraggiare una comunicazione aperta, in cui i genitori si sentano a proprio agio nel condividere ogni dettaglio, per quanto piccolo. Sono queste informazioni che a volte possono aiutare a perfezionare una diagnosi, a modificare un trattamento o ad anticipare una reazione.

Per tutta la durata del trattamento, la collaborazione continua con i genitori è essenziale. Coinvolgerli attivamente nella cura, sia insegnando loro alcune tecniche di assistenza domiciliare, sia istruendoli sui farmaci e sui loro effetti collaterali, può non solo migliorare l'efficacia del trattamento, ma anche renderli più autonomi e fiduciosi nella cura del loro bambino.

La collaborazione non si ferma all'ospedale o allo studio medico. Gli appuntamenti di follow-up, la riabilitazione e le eventuali ripercussioni psicologiche possono continuare a lungo. Garantire una transizione agevole verso casa, con risorse adeguate e un sostegno continuo, assicura che il bambino e la famiglia siano attrezzati per gestire le sfide future.

Infine, è essenziale riconoscere e valorizzare il ruolo dei genitori come partner a pieno titolo nel processo di cura. Il loro amore incondizionato, il loro sostegno e la loro dedizione al bambino possono fare una vera differenza per la guarigione. Lavorare a stretto contatto con loro non solo assicura una migliore assistenza medica per il bambino, ma rafforza anche la struttura di supporto intorno a loro, che è altrettanto vitale per il loro benessere generale.

Capitolo 11

UROLOGIA NELLE DONNE

Caratteristiche anatomiche specifiche e fisiologico

L'urologia è una disciplina medica complessa e di ampio respiro, dedicata allo studio, alla diagnosi e al trattamento delle condizioni che interessano il tratto urinario. Sebbene gli organi principali coinvolti nel tratto urinario rimangano costanti per tutti, esistono variazioni significative nella loro struttura e funzione tra le diverse età, i diversi sessi e talvolta anche gli individui. È comprendendo queste sfumature che gli operatori sanitari possono offrire a ciascun paziente un'assistenza adeguata ed efficace.

1. Differenze di genere :
Uomini:
- La prostata, una ghiandola specifica degli uomini, svolge un ruolo centrale nell'urologia. Produce un liquido che nutre e protegge gli spermatozoi.
- L'uretra maschile è più lunga e passa attraverso la prostata, rendendo gli uomini meno suscettibili alle infezioni del tratto urinario, ma potenzialmente più a rischio di malattie della prostata.

Donne :
- Le donne hanno strutture chiamate ovaie e tube di Falloppio, che non sono direttamente coinvolte nell'escrezione urinaria, ma si trovano vicino al tratto urinario.
- L'uretra femminile è più corta, il che può rendere le donne più suscettibili alle infezioni del tratto urinario.

2. Dall'infanzia all'età adulta:
Bambini :
- I reni dei neonati sono relativamente più grandi rispetto alle dimensioni del corpo e maturano durante i primi anni di vita.
- Le funzioni renali dei neonati si stanno ancora sviluppando, il che influenza la concentrazione e il volume dell'urina.

Adulti :
- In età adulta, i reni raggiungono la loro piena capacità funzionale, ma questa capacità può iniziare a declinare a partire dai quarant'anni, o anche prima in caso di malattie concomitanti.
3. Variabilità individuale :
- Sebbene gli organi principali del tratto urinario siano universali, le loro dimensioni, forma e posizione possono variare da persona a persona.
- Alcuni individui possono presentare anomalie congenite, come reni fusi o un rene pelvico.
4. Fisiologia :
- La capacità di filtrazione dei reni, la loro capacità di concentrare o diluire l'urina e la secrezione di ormoni regolatori come la renina e l'eritropoietina variano in base all'età, allo stato di salute e ad altri fattori.

L'anatomia e la fisiologia del tratto urinario non sono statiche. Presentano specificità e sfumature che richiedono un'attenzione particolare in urologia. Tenendo conto di queste caratteristiche specifiche, gli interventi, i trattamenti e le cure possono essere adattati per soddisfare al meglio le esigenze di ciascun paziente.

Gestione Infezioni ricorrenti del tratto urinario

Le infezioni delle vie urinarie, o cistiti, colpiscono spesso la popolazione generale, in particolare le donne. Quando si ripresentano ripetutamente, le cosiddette infezioni ricorrenti delle vie urinarie, possono diventare una fonte di stress, disagio e ansia per il paziente. La gestione corretta di queste infezioni richiede un approccio completo, dalla prevenzione al trattamento appropriato.

1. Comprendere le cause:
Prima di poter trattare efficacemente le infezioni ricorrenti del tratto urinario, è essenziale identificare la causa. I fattori comuni includono:
- Anomalie anatomiche del tratto urinario.
- Ritenzione di urina.
- Rapporti sessuali frequenti o determinate tecniche contraccettive.
- Cambiamenti ormonali, in particolare dopo la menopausa nelle donne.
- Uso frequente di cateteri.
- Indebolimento del sistema immunitario.

2. Prevenzione e abitudini di vita:
Diverse misure possono aiutare a ridurre il rischio di infezioni del tratto urinario:
- Beva acqua a sufficienza per favorire la pulizia del sistema urinario.
- Urini regolarmente ed eviti di trattenere l'urina.
- Urinare prima e dopo il rapporto sessuale.
- Mantenga una buona igiene intima, evitando prodotti irritanti.
- Nelle donne in post-menopausa, discuta con il suo medico la potenziale utilità degli estrogeni topici.

3. Approcci terapeutici:
- **Trattamento antibiotico:** in genere viene prescritto come trattamento di prima linea. Per i casi ricorrenti, può essere preso in considerazione un trattamento profilattico a lungo termine.
- **Terapie alternative: i** probiotici, come i lattobacilli, possono essere consigliati per ripristinare la flora vaginale. Alcuni integratori a base di mirtillo rosso sono stati suggeriti anche per prevenire le recidive, anche se gli studi sono contrastanti sulla loro efficacia.

4. Monitoraggio e valutazione regolari:
I pazienti con infezioni ricorrenti del tratto urinario devono essere monitorati regolarmente. L'analisi delle urine, o anche l'urocoltura, possono essere necessarie per

determinare l'efficacia del trattamento attuale e adattare il piano di cura di conseguenza.

5. Sensibilizzazione ed educazione:

Educare i pazienti sui sintomi a cui prestare attenzione e sull'importanza di cercare aiuto rapidamente in caso di ricaduta è fondamentale. Quanto prima viene trattata un'infezione, tanto più è probabile che si risolva senza complicazioni.

La gestione delle infezioni ricorrenti del tratto urinario è una sfida sia per gli operatori sanitari che per i pazienti. Tuttavia, con un approccio completo che comprende la prevenzione, il trattamento appropriato e il monitoraggio regolare, è possibile fornire un sollievo significativo e migliorare la qualità di vita delle persone colpite.

L'incontinenza urinaria e il suo trattamento nelle donne

L'incontinenza urinaria nelle donne è un problema delicato che colpisce una percentuale significativa della popolazione femminile in diversi momenti della vita. Sebbene sia comune, la condizione è spesso sotto-diagnosticata a causa dell'imbarazzo e dello stigma ad essa associati. È fondamentale comprendere le varie forme di incontinenza urinaria e le opzioni di trattamento disponibili per aiutare queste donne a recuperare la loro qualità di vita.

1. Capire l'incontinenza urinaria:

L'incontinenza urinaria è definita come la perdita involontaria di urina. Esistono due tipi principali di incontinenza:

- **Incontinenza urinaria da sforzo (SUI)**: si verifica quando si verifica un aumento della pressione intraaddominale, ad esempio quando si starnutisce, si ride o si fa esercizio fisico.

- **Incontinenza urinaria da urgenza (UUI)**: è caratterizzata da un improvviso e incontrollabile bisogno di urinare.
- **Incontinenza mista**: combina i sintomi dei due tipi precedenti.

2. Fattori di rischio:

Diversi fattori possono aumentare il rischio di incontinenza urinaria nelle donne:

- Gravidanza e parto.
- Menopausa e riduzione dei livelli di estrogeni.
- Chirurgia pelvica.
- Obesità.
- Disturbi neurologici.
- Età avanzata.

3. Diagnosticare l'incontinenza urinaria:

La diagnosi è essenzialmente clinica. Per una valutazione completa, possono essere necessari un'anamnesi dettagliata, un esame clinico, test urodinamici e talvolta una cistoscopia.

4. Opzioni di trattamento:

- **Riabilitazione perineale e fisioterapia: gli** esercizi di Kegel, ad esempio, rafforzano i muscoli del pavimento pelvico, riducendo così i sintomi della SUI.
- **Farmaci:** alcuni farmaci, come gli anticolinergici o i beta-3 agonisti, possono essere efficaci, soprattutto per la IUI.
- **Dispositivi medici: i** pessari, ad esempio, possono essere inseriti nella vagina per sostenere la vescica e ridurre le perdite.
- **Interventi chirurgici: le** opzioni chirurgiche includono il taping suburetrale, la neuromodulazione della radice sacrale o l'intervento di colposospensione.
- **Strategie comportamentali: la** modifica dell'assunzione di liquidi, il 'bladder training' o

l'apprendimento di tecniche di minzione ritardata possono aiutare a gestire la IUI.

5. Gestione quotidiana:

- Utilizzare una protezione assorbente specifica.
- Pianificare le visite alla toilette.
- Eviti le bevande che irritano la vescica, come la caffeina e l'alcol.

L'incontinenza urinaria nelle donne non è inevitabile. Esistono molte opzioni di trattamento per aiutare le donne a tornare a una vita normale e a sentirsi di nuovo sicure di sé. Una comunicazione aperta con gli operatori sanitari e la ricerca di informazioni adeguate sono essenziali per prendere decisioni informate e adatte a ogni situazione.

Capitolo 12

GESTIONE DELLE EMERGENZE UROLOGICHE

Situazioni di emergenza comuni in urologia

L'urologia, come altre specialità mediche, ha la sua parte di emergenze. Questi episodi richiedono un intervento rapido per evitare complicazioni gravi o addirittura fatali. Comprendere e riconoscere queste emergenze consente una gestione efficace e tempestiva, ottimizzando le possibilità di recupero.

1. Ritenzione acuta di urina:
Si tratta di un'improvvisa incapacità di urinare, accompagnata da fastidio o dolore addominale. Può essere dovuta a ostruzione prostatica, coaguli di sangue, farmaci o altre patologie.
2. Trauma renale:
Le lesioni renali possono verificarsi a seguito di incidenti stradali, cadute o altri traumi diretti. Possono causare emorragie interne, danni ai reni o rottura delle vie urinarie.
3. Coliche renali:
Causate dalla migrazione di calcoli renali, provocano un intenso dolore addominale, spesso accompagnato da sintomi come nausea, vomito ed ematuria (sangue nelle urine).
4. Torsione testicolare:
Si tratta di una condizione in cui il testicolo si ripiega su se stesso, interrompendo il flusso sanguigno. Se non viene trattata rapidamente, questa condizione può portare alla necrosi e alla perdita del testicolo.
5. Infezioni gravi:
La pielonefrite acuta (infezione del rene) o l'orchi-epididimite (infezione del testicolo o dell'epididimo) possono presentarsi con febbre alta, dolore e segni di infezione delle vie urinarie. Se non trattate, queste infezioni possono diffondersi e diventare settiche.
6. Ematuria massiccia:

Grandi quantità di sangue nell'urina, spesso dovute a tumori, traumi o infezioni, possono causare un'ostruzione delle vie urinarie.

7. Rottura traumatica della vescica:

In seguito a un trauma, la vescica può rompersi, causando la fuoriuscita di urina nella cavità addominale o peritoneale.

8. Priapismo:

Un'erezione prolungata e dolorosa non legata alla stimolazione sessuale, spesso causata da alcune condizioni come l'anemia falciforme, alcuni farmaci o problemi venosi. Il priapismo richiede un intervento rapido per evitare danni permanenti.

9. Ostruzione delle vie urinarie:

Tumori, calcoli o altre patologie possono bloccare il flusso di urina, causando un'insufficienza renale acuta o altre complicazioni.

Le emergenze urologiche sono varie e possono verificarsi in diversi contesti. Una conoscenza approfondita di queste situazioni, unita a una formazione adeguata e a una stretta collaborazione con gli urologi, consentirà agli operatori sanitari di fornire la migliore assistenza possibile e di evitare gravi complicazioni. La reattività e l'intervento rapido sono spesso la chiave per gestire efficacemente queste situazioni di emergenza.

Valutazione e processo decisionale rapidi

In campo medico, e in particolare in urologia, una valutazione e un processo decisionale rapidi possono letteralmente salvare vite o prevenire danni irreversibili. Le situazioni di emergenza richiedono competenze specializzate per riconoscere rapidamente un problema, valutarne la gravità e decidere la migliore linea d'azione.

1. L'importanza della prima impressione:
Appena arriva un paziente, il suo aspetto generale, la sua andatura, il suo livello di dolore o di ansia possono fornire indizi preziosi sulla gravità della sua condizione.

2. Rapida raccolta dell'anamnesi:
Sapere se un paziente ha una storia di condizioni urologiche, interventi chirurgici o farmaci può aiutare a individuare rapidamente la causa di un'emergenza.

3. Esame fisico mirato:
A seconda della presentazione del paziente, un esame mirato, come la palpazione dell'addome, l'esame dei genitali o l'ispezione della regione lombare, può fornire informazioni essenziali.

4. L'uso giudizioso della diagnostica rapida:
Esami come l'analisi delle urine, l'ecografia o la tomografia computerizzata (TC) possono fornire rapidamente informazioni cruciali su condizioni come la torsione testicolare, la colica renale o la rottura della vescica.

5. Comunicazione con altri operatori sanitari:
In caso di dubbio, un rapido consulto con un urologo o un altro specialista può essere prezioso. Una rapida discussione può portare alla decisione giusta.

6. Conoscenza dei protocolli di emergenza:
Ogni struttura ha dei protocolli per affrontare le emergenze. Conoscerli a memoria assicura una risposta rapida e adeguata.

7. Valutazione del rischio:
A volte la decisione più rapida non è la migliore. È **fondamentale** soppesare i rischi potenziali di un intervento rispetto ai **benefici**.

8. Tenendo conto del comfort e dei desideri del paziente:
Anche nelle situazioni di urgenza, è essenziale tenere conto del comfort, dei desideri e delle preoccupazioni del paziente quando si prendono le decisioni.

9. Revisione post-intervento:

Dopo ogni emergenza, prendersi un momento per analizzare la situazione, riflettendo su ciò che è andato bene e su ciò che si sarebbe potuto fare diversamente, ci aiuta a migliorare per le situazioni future.

La valutazione rapida e il processo decisionale in urologia sono competenze essenziali che si affinano attraverso l'esperienza, la formazione continua e la stretta collaborazione con altri professionisti sanitari. Le emergenze urologiche, per loro natura, richiedono una reattività e un rigore costanti, al fine di offrire la migliore assistenza possibile ai pazienti in difficoltà.

Lavorare insieme
con le squadre di emergenza

L'urologia, come altre discipline mediche, può richiedere interventi di emergenza. In questi momenti critici, la collaborazione tra gli infermieri di urologia e i team di emergenza è essenziale per garantire che i pazienti siano assistiti in modo rapido, efficiente e sicuro. Si tratta di un balletto medico complesso, in cui ogni attore svolge un ruolo decisivo.

1. Riconoscimento reciproco delle competenze:

I team di emergenza hanno una formazione specializzata per rispondere rapidamente a situazioni impreviste e gravi. Da parte loro, gli infermieri di urologia hanno un'esperienza approfondita nelle patologie urologiche. Riconoscere e rispettare le reciproche competenze promuove una collaborazione armoniosa.

2. Comunicazione chiara e concisa:
In una situazione di emergenza, il tempo è prezioso. Trasmettere le informazioni essenziali in modo chiaro e rapido evita errori e ritardi.

3. Protocolli prestabiliti:
I protocolli per affrontare le emergenze urologiche devono essere stabiliti e rivisti regolarmente. Queste guide offrono una procedura chiara, riducendo l'incertezza e accelerando il processo decisionale.

4. Simulazioni e addestramento congiunto:
L'esecuzione di simulazioni di emergenze urologiche con le squadre di emergenza consente di testare e perfezionare i protocolli, rafforzando la collaborazione.

5. Punti di contatto designati:
Avere persone designate in ogni team per comunicare facilita lo scambio di informazioni e riduce le incomprensioni.

6. Feedback post-intervento:
Dopo una risposta all'emergenza, una sessione di debriefing con tutte le parti coinvolte può aiutare a identificare i successi e le aree di miglioramento.

7. Comprendere le attrezzature:
La familiarità con le attrezzature utilizzate da ciascun team (sia che si tratti di strumenti urologici che di attrezzature di emergenza) facilita la collaborazione nelle situazioni di emergenza.

8. Rispetto dei ruoli e delle responsabilità:
Ogni membro del team, che si tratti di un infermiere di urologia, di un medico di emergenza o di un tecnico medico, ha un ruolo specifico da svolgere. La comprensione e il rispetto di questi ruoli assicurano il buon funzionamento delle operazioni.

9. Supporto emotivo e psicologico:
Le situazioni di emergenza sono stressanti. Offrire un supporto emotivo e psicologico reciproco rafforza i legami tra i team e migliora la resilienza professionale.

La collaborazione tra gli infermieri di urologia e i team di emergenza è essenziale per garantire la sicurezza e il benessere dei pazienti. Questa collaborazione, basata sul rispetto reciproco, sulla comunicazione efficace e sulla formazione congiunta, può fare la differenza tra la vita e la morte in un'emergenza urologica.

Capitolo 13

RICERCA
IN
UROLOGIA

L'importanza della ricerca clinico e fondamentale

L'urologia, come tutte le discipline mediche, è in costante evoluzione grazie ai progressi della ricerca. Che si tratti di approfondire la comprensione dei meccanismi alla base delle patologie o di sviluppare nuovi approcci terapeutici, la ricerca è un pilastro centrale del progresso medico. Due rami principali, la ricerca clinica e la ricerca fondamentale, guidano questa evoluzione, ognuno con la propria importanza.

1. Ricerca fondamentale: esplorare le basi della conoscenza
   - **Definizione:** La ricerca di base si occupa dei meccanismi elementari dei fenomeni naturali. In urologia, esplora argomenti come la genetica, la biologia molecolare e la fisiologia del sistema urinario.
   - **Importanza:** questa ricerca stabilisce le basi teoriche che porteranno, in ultima analisi, a innovazioni mediche. Ad esempio, la comprensione dei meccanismi molecolari alla base dello sviluppo del cancro alla vescica potrebbe aprire la strada a trattamenti mirati.
2. Ricerca clinica: dalla teoria alla pratica
   - **Definizione:** La ricerca clinica valuta l'efficacia e la sicurezza di nuovi interventisiano essi , farmaci, procedure chirurgiche o dispositivi medici, sui pazienti.
   - **Importanza:** consente di introdurre innovazioni nella pratica clinica, garantendo che queste innovazioni siano sicure ed efficaci. Ad esempio, un nuovo farmaco per il trattamento dell'incontinenza potrebbe essere testato attraverso studi clinici prima di essere adottato su larga scala.

3. Sinergia tra ricerca fondamentale e clinica
   - Le scoperte della ricerca di base spesso ispirano nuovi approcci clinici. Al contrario, i problemi identificati in ambito clinico possono guidare le domande poste nella ricerca di base.
4. Impatto sull'assistenza al paziente
   - Grazie alla ricerca, i protocolli di trattamento stanno diventando più efficaci, riducendo gli effetti collaterali e i tempi di ospedalizzazione, per esempio.
5. Influenza sulla politica sanitaria
   - I risultati della ricerca possono influenzare le raccomandazioni mediche ufficiali e le decisioni sul rimborso dei trattamenti.
6. Formazione e istruzione
   - La ricerca mantiene gli operatori sanitari all'avanguardia della conoscenza, assicurando che i pazienti beneficino degli ultimi progressi.
7. Incoraggiare l'innovazione
   - La ricerca crea un ambiente stimolante che incoraggia l'innovazione, attirando spesso le menti più brillanti del settore.

L'urologia, sostenuta dalla ricerca clinica e fondamentale, continua ad evolversi in risposta alle esigenze dei pazienti. Questi due rami di ricerca, sebbene diversi nei loro approcci, sono inseparabili e congiuntamente responsabili dei progressi medici che vediamo oggi. Simboleggiano l'impegno perpetuo della comunità medica nel migliorare la qualità di vita dei pazienti.

Partecipa agli studi e studi clinici

La partecipazione a studi e sperimentazioni cliniche è una parte essenziale del progresso della medicina e, in particolare, del campo dell'urologia. Per gli operatori sanitari, essere coinvolti in questi studi significa non solo contribuire allo sviluppo della propria disciplina, ma anche garantire un'assistenza ottimale al paziente grazie a conoscenze e tecniche aggiornate. Ecco un'esplorazione dettagliata di questo approccio.

1. Comprendere le sperimentazioni cliniche:
   - **Che cos'è una sperimentazione clinica? Una sperimentazione clinica è** uno studio condotto sugli esseri umani per valutare l'efficacia e la sicurezza di un nuovo trattamento, tecnica chirurgica o dispositivo medico.
   - **Fasi delle sperimentazioni cliniche: le** sperimentazioni sono generalmente classificate in diverse fasi (da I a IV), ciascuna con un obiettivo specifico, dalla sicurezza di un nuovo trattamento alla sua efficacia rispetto agli standard attuali.
2. Motivazioni per la partecipazione:
   - **Contribuire alla scienza:** partecipare alle sperimentazioni cliniche è un modo per contribuire attivamente al progresso della medicina.
   - **Accesso a nuovi trattamenti: I** pazienti coinvolti negli studi clinici possono beneficiare di trattamenti innovativi non ancora disponibili al pubblico.
   - **Formazione continua:** per gli operatori sanitari, questi studi rappresentano un'opportunità di formazione continua, consentendo loro di rimanere all'avanguardia nella loro specialità.
3. Come può essere coinvolto?
   - **Formazione e certificazione:** prima di partecipare a una sperimentazione clinica, gli operatori sanitari devono spesso seguire una formazione specifica e ottenere una certificazione.
   - **Cercare opportunità: le** associazioni professionali, le università, gli ospedali e le aziende farmaceutiche sono buone fonti per trovare studi rilevanti per la sua area di competenza.

4. Considerazioni etiche:
- **Consenso informato:** è fondamentale garantire che tutti i partecipanti (soprattutto i pazienti) comprendano appieno i rischi e i benefici della sperimentazione e che diano un consenso pienamente informato.
- **Riservatezza:** la protezione dei dati personali dei partecipanti è fondamentale.

5. Collaborazione multidisciplinare:
- **Lavorare come parte di un team: gli** studi clinici sono spesso lo sforzo congiunto di diversi professionisti: urologi, infermieri, ricercatori, biostatistici e così via. Questa collaborazione è essenziale per il successo dello studio.

6. Analisi e pubblicazione :
- **Condividere i risultati: una volta** completato lo studio, è fondamentale analizzare i dati e pubblicarli, in modo che la comunità medica possa trarne beneficio.

Partecipare a studi e sperimentazioni cliniche in urologia è una responsabilità e un privilegio. Consente agli operatori sanitari di essere all'avanguardia nella ricerca, di offrire la migliore assistenza possibile ai loro pazienti e di contribuire attivamente allo sviluppo della medicina. Tuttavia, questa partecipazione richiede rigore, integrità e un profondo impegno nei confronti dell'etica medica.

Come tenersi aggiornati sui recenti progressi nella ricerca urologica

In una disciplina dinamica come l'urologia, i progressi nella ricerca e nel trattamento sono costanti. Per gli operatori sanitari, è essenziale tenersi al passo con questi progressi per garantire un'assistenza ottimale ai loro pazienti. Ecco come possono farlo.

1. Abbonamenti a riviste mediche specializzate:
   - **Riviste di riferimento:** pubblicazioni come "The Journal of Urology", "European Urology" e "BJU International" pubblicano regolarmente articoli sulle ultime ricerche in urologia.
   - **Accesso online:** molti giornali offrono ora l'accesso digitale, rendendo più facile la lettura regolare degli ultimi articoli.
2. Partecipare a congressi e conferenze:
   - **Riunioni annuali:** i congressi nazionali e internazionali, come quelli organizzati dall'American Urological Association o dalla Società Europea di Urologia, sono eccellenti opportunità per scoprire gli ultimi progressi, assistere a presentazioni e incontrare esperti.
   - **Workshop e seminari:** questi eventi di dimensioni più ridotte spesso offrono una formazione più specializzata e mirata su argomenti specifici.
3. Formazione e qualifiche ulteriori:
   - I programmi di formazione continua sono progettati per aggiornare le conoscenze e le competenze dei professionisti. Possono riguardare un'ampia gamma di argomenti, dalle nuove tecniche chirurgiche ai progressi nella diagnostica.
4. Lavorare con gli istituti di ricerca:
   - Lavorando a stretto contatto con le università o i centri di ricerca, i professionisti possono tenersi aggiornati sui progetti di ricerca in corso e sui risultati emergenti.
5. Utilizzo di piattaforme online:
   - **Risorse accademiche:** piattaforme come PubMed forniscono l'accesso a una vasta biblioteca di articoli medici.

- **Forum professionali: i** forum e i gruppi specializzati, spesso accessibili tramite le associazioni professionali, offrono l'opportunità di discutere studi recenti ed esperienze cliniche.

6. Collegamento in rete con i colleghi:
   - Uno scambio regolare con i colleghi urologi può fornire informazioni preziose, in particolare sugli studi attuali o sulle tecniche innovative.

7. Impegnarsi in prima persona nella ricerca:
   - Partecipando attivamente alla ricerca, gli urologi possono non solo contribuire al progresso della disciplina, ma anche tenersi aggiornati sulle tendenze attuali.

8. Utilizzo dei social media :
   - Sempre più professionisti del settore sanitario utilizzano piattaforme come Twitter per condividere e discutere le ultime pubblicazioni e innovazioni in campo medico.

Tenersi aggiornati sui recenti progressi della ricerca urologica richiede un impegno costante e una curiosità attiva. È un investimento essenziale per qualsiasi professionista che desideri offrire la migliore assistenza ai propri pazienti e contribuire allo sviluppo del proprio settore di competenza.

Capitolo 14

PREVENZIONE E FORMAZIONE IN UROLOGIA

Programmi di prevenzione malattie urologiche

La prevenzione delle malattie urologiche è un'importante questione di salute pubblica. Questi programmi mirano a ridurre l'incidenza di alcune condizioni, a migliorare la diagnosi precoce e a promuovere stili di vita sani per mantenere la salute urinaria. Ecco una panoramica delle iniziative e degli approcci chiave adottati nell'ambito dei programmi di prevenzione.

1. Educazione e consapevolezza:
   - **Laboratori educativi:** organizzati negli ospedali, nelle scuole o nella comunità, riguardano le basi dell'anatomia e della fisiologia urinaria, nonché i comportamenti a rischio.
   - **Campagne mediatiche:** attraverso la televisione, la radio, Internet e la stampa scritta, queste campagne sensibilizzano l'opinione pubblica sull'importanza dello screening e della prevenzione.
2. Promuovere la salute delle vie urinarie:
   - **Idratazione:** bere acqua a sufficienza è essenziale per la salute dei reni e per prevenire le infezioni del tratto urinario.
   - **Abitudini alimentari:** una dieta equilibrata, povera di sale e ricca di fibre, aiuta a prevenire i calcoli renali e altri disturbi urologici.
   - **Esercizio fisico regolare:** favorisce una buona circolazione sanguigna, essenziale per la salute dei reni.
3. Rilevazione precoce:
   - **Controlli regolari:** i controlli annuali con il suo medico possono includere esami delle urine per individuare i primi segni di malattia.
   - **Autoesame:** in particolare per gli uomini, la conoscenza delle tecniche di autoesame del testicolo può aiutare a individuare i segni precoci del cancro.

4. Ridurre i fattori di rischio:
   - **Combattere il fumo: il** fumo è un fattore di rischio per molte patologie urologiche, tra cui il cancro alla vescica.
   - **Limitare il consumo di alcol: un** consumo eccessivo di alcol può aumentare il rischio di malattie renali.
5. Promuovere la salute sessuale:
   - **Uso della protezione :** Indossare un preservativo riduce il rischio di infezioni e malattie sessualmente trasmissibili che possono colpire il sistema urinario.
   - **Educazione sessuale: i** programmi scolastici e comunitari coprono la prevenzione delle IST e la salute urologica.
6. Formazione per gli operatori sanitari:
   - Medici, infermieri e altri operatori sanitari ricevono una formazione continua per essere sempre aggiornati sulle migliori pratiche di prevenzione.
7. Partenariati e collaborazioni:
   - La collaborazione tra ospedali, cliniche, istituti scolastici, ONG e governi è essenziale per sviluppare e attuare programmi di prevenzione efficaci.
8. Ricerca e innovazione :
   - Gli studi e le ricerche continuano a informare le migliori pratiche di prevenzione e possono portare a nuovi approcci o tecnologie per anticipare e trattare le malattie urologiche.

La prevenzione è spesso il primo passo verso un sistema urologico sano. Attraverso una combinazione di educazione, screening, promozione di comportamenti sani e formazione professionale, i programmi di prevenzione delle malattie urologiche svolgono un ruolo essenziale nel ridurre l'incidenza e l'impatto di queste patologie.

Educare i pazienti su stili di vita sani e comportamenti a rischio

La prevenzione e la gestione delle malattie urologiche non comporta solo un'adeguata assistenza medica, ma anche l'educazione dei pazienti sui comportamenti da adottare o evitare. Informare i pazienti sull'importanza di uno stile di vita sano può ridurre significativamente il rischio di malattia e promuovere una migliore qualità di vita.

1. L'importanza dell'idratazione :
L'acqua è essenziale per una funzione renale ottimale. Aiuta a eliminare le scorie e le tossine dall'organismo, prevenendo la formazione di calcoli renali e di infezioni del tratto urinario.
   - **Suggerimento:** consigliare ai pazienti di bere almeno 1,5-2 litri di acqua al giorno, o anche di più in caso di clima caldo o durante l'esercizio fisico intenso.
2. Una dieta equilibrata:
Alcuni alimenti possono influenzare la salute urologica.
   - **Suggerimento:** seguire una dieta ricca di fibre e povera di sale e proteine animali per ridurre il rischio di calcoli renali. Consiglia di mangiare frutta e verdura, che sono una fonte di antiossidanti che fanno bene alla vescica.
3. Combattere il fumo :
Il fumo può aumentare il rischio di tumori urologici, in particolare il cancro alla vescica.
   - **Suggerimento:** incoraggi i pazienti che fumano a partecipare ai programmi di disassuefazione dal fumo e li informi dei rischi associati al fumo.
4. Salute sessuale :
Le infezioni a trasmissione sessuale possono colpire il sistema urologico.
   - **Suggerimento:** consigliare l'uso di una protezione durante i rapporti sessuali e raccomandare test di screening regolari per le persone sessualmente attive.

5. Attività fisica :
L'esercizio fisico regolare favorisce una buona circolazione sanguigna, che fa bene ai reni, e previene l'obesità, un fattore di rischio per diverse malattie urologiche.

- **Suggerimento:** incoraggi i pazienti ad adottare una routine di attività fisica adatta alla loro condizione e alle loro esigenze.

6. Limitare il consumo di alcol:
L'alcol può mettere a dura prova i reni e aumentare il rischio di malattie renali.

- **Consigli:** informare le persone sui limiti di consumo di alcol raccomandati e consigliare loro di bere con moderazione.

7. Evitare la stitichezza :
La stitichezza cronica può aumentare la pressione nel bacino e influenzare la vescica.

- **Suggerimento:** consigliare una dieta ricca di fibre e un'adeguata idratazione per prevenire la stitichezza.

L'educazione dei pazienti è un ruolo centrale dell'infermiere di urologia. Fornendo informazioni chiare e stabilendo un dialogo aperto, l'infermiere può aiutare i pazienti a prendere decisioni informate sulla loro salute e ad adottare comportamenti che aiutano a prevenire le malattie urologiche.

Il ruolo dell'infermiere come educatore e consulente

L'infermiere di urologia non è solo un professionista della salute che somministra cure, ma è anche un educatore e un consulente per i suoi pazienti. Questo doppio ruolo rende l'infermiere di urologia un pilastro centrale dell'assistenza complessiva, sia curativa che preventiva.

1. L'educatore al servizio della prevenzione :
Il vecchio adagio "prevenire è meglio che curare" assume il suo pieno significato nel ruolo dell'infermiere.

- **Sensibilizzazione:** informare i pazienti sui rischi associati a determinati comportamenti, come il fumo o la cattiva alimentazione, è fondamentale per prevenire le malattie urologiche.
- **Formazione:** gli infermieri insegnano ai pazienti come somministrare determinati farmaci, come auto-monitorarsi o come prendersi cura di una ferita post-operatoria.
- **Apprendimento: attraverso** seminari, opuscoli o discussioni, l'infermiere fornisce ai pazienti gli strumenti necessari per comprendere la loro patologia e il trattamento associato.

2. Il consulente che ascolta i suoi pazienti:
Gli infermieri sono spesso il primo punto di contatto con i pazienti. Il loro stretto rapporto con i pazienti li rende un consulente ideale.

- **Sostegno emotivo:** di fronte alla malattia o all'intervento chirurgico, i pazienti possono sentirsi ansiosi o incerti. L'infermiera li rassicura, li ascolta e offre loro un supporto psicologico.
- **Guida: nell'**ambito del percorso di cura, gli infermieri guidano i pazienti, indirizzandoli verso le persone giuste o aiutandoli a prepararsi per la fase successiva della loro assistenza.
- **Mediazione:** se un paziente ha dei dubbi sul suo trattamento, l'infermiere può fungere da intermediario tra lui e il medico per chiarire i punti o adattare il trattamento, se necessario.

3. Un ruolo di aggiornamento e adattamento:
La medicina è in continua evoluzione e con essa le migliori pratiche.

- **Formazione continua:** per essere un buon educatore, gli infermieri stessi hanno bisogno di una formazione regolare. Si tengono aggiornati sui nuovi progressi medici, sui nuovi trattamenti e sulle nuove tecniche, in modo da poterli trasmettere ai pazienti in modo più efficace.
- **Consigli personalizzati:** ogni paziente è unico e l'infermiere adatta i suoi consigli in base alle esigenze, alle preoccupazioni e alla storia di ogni individuo.

Gli infermieri svolgono un ruolo essenziale come educatori e consulenti. Il loro doppio ruolo consente loro di colmare il divario tra la teoria medica e la realtà quotidiana della vita dei pazienti. Fornendo conoscenza, ascolto attento e guida personalizzata, promuovono una migliore comprensione, una migliore aderenza al trattamento e, in definitiva, una migliore salute per i loro pazienti.

Capitolo 15

TECNOLOGIE EMERGENTI IN UROLOGIA

Innovazioni nella diagnostica

L'urologia, come molte altre specialità mediche, beneficia di innovazioni costanti che migliorano l'accuratezza della diagnosi, riducono il dolore e il disagio dei pazienti e accelerano i tempi di recupero. Ecco una panoramica dei progressi più significativi nella diagnostica urologica:

1. Imaging medico avanzato :
   - **Risonanza magnetica multiparametrica:** questa tecnica fornisce una valutazione più accurata delle lesioni sospette, in particolare nella diagnosi del cancro alla prostata. Combina diverse sequenze di risonanza magnetica per fornire una visione dettagliata del tessuto.
   - **Tomosintesi:** evoluzione dello scanner tradizionale, questa tecnologia genera immagini 3D dell'area interessata, offrendo una migliore visualizzazione delle strutture urologiche.
2. Biomarcatori e test genetici :
   - **Esami dell'urina avanzati:** oltre all'analisi standard dell'urina, esami più sofisticati possono ora rilevare biomarcatori specifici di alcune patologie urologiche.
   - **Sequenziamento genomico:** il rilevamento delle mutazioni genetiche consente di prevedere il rischio di alcune malattie urologiche e di adeguare di conseguenza il monitoraggio e il trattamento.
3. Cistoscopia migliorata:
   - **Cistoscopia a fluorescenza:** utilizza agenti specifici che rendono i tumori della vescica "fluorescenti" sotto la luce blu, rendendo le lesioni più visibili e migliorando l'individuazione.
   - **Cistoscopia virtuale:** invece di inserire un cistoscopio nella vescica, questo metodo utilizza scanner TC per creare immagini 3D dell'interno della vescica.

4. Biopsie guidate :
- **Biopsie di fusione:** nella diagnosi del cancro alla prostata, questa tecnica combina le immagini della risonanza magnetica e degli ultrasuoni per guidare la biopsia con maggiore precisione, mirando in modo specifico alle aree sospette.
5. Tecniche innovative di ultrasuoni:
- **Ecografia elastografica:** questo metodo valuta la rigidità dei tessuti, che può aiutare a distinguere tra tessuti normali e tumori.
- **Ecografia color Doppler:** valuta il flusso sanguigno, utile per esaminare i tumori e altre lesioni che possono avere caratteristiche vascolari distinte.
6. Intelligenza artificiale (AI) e telemedicina:
- **Sistemi basati sull'AI:** questi sistemi possono aiutare ad analizzare rapidamente grandi quantità di dati, come le immagini mediche, per identificare le anomalie.
- **Consultazioni a distanza: la** telemedicina consente di valutare, diagnosticare e persino monitorare i pazienti senza la necessità di frequenti visite fisiche.

Le innovazioni nella diagnostica urologica sono all'avanguardia dell'assistenza medica moderna. Contribuiscono non solo a una maggiore precisione nell'identificazione della malattia, ma anche a una migliore esperienza del paziente. È essenziale che gli operatori sanitari dell'urologia si tengano aggiornati su questi progressi, per fornire la migliore assistenza possibile ai loro pazienti.

Nuove tecniche chirurgiche e le procedure minimamente invasive

L'urologia, come disciplina medica, ha subito enormi progressi negli ultimi decenni, con una tendenza marcata verso procedure meno invasive. Questi metodi, più delicati per il paziente, promettono tempi di recupero più rapidi, meno dolore e cicatrici ridotte.

1. Chirurgia robotica assistita :
   - **Sistema chirurgico Da Vinci:** probabilmente la piattaforma robotica più conosciuta, consente ai chirurghi di eseguire interventi con una precisione eccezionale, beneficiando di una visione tridimensionale allargata del campo operatorio. È comunemente utilizzato per la prostatectomia, la nefrectomia e altri interventi urologici.
2. Terapie ablative :
   - **Ablazione con radiofrequenza (RFA):** questa tecnica utilizza le onde elettriche per riscaldare e distruggere il tessuto tumorale, soprattutto per trattare i tumori renali di piccole dimensioni.
   - **Crioablazione:** utilizza temperature estremamente basse per congelare e distruggere i tumori e viene utilizzata anche per trattare alcuni tumori del rene.
3. Ureteroscopia flessibile:
   - **Litotrissia laser:** utilizzando un ureteroscopio flessibile, il chirurgo può raggiungere e trattare i calcoli renali con un laser, frammentando i calcoli per consentirne la rimozione o l'estrazione naturale.
4. Neuromodulazione delle radici sacrali:
   - Questo metodo tratta alcune forme di incontinenza urinaria inviando lievi segnali elettrici ai nervi della vescica attraverso un piccolo dispositivo impiantato.
5. Chirurgia endoscopica :
   - **TURP (resezione transuretrale della prostata):** Una tecnica endoscopica che rimuove la parte della prostata che ostruisce il flusso di urina. Una variante più recente utilizza il laser, chiamata vaporizzazione laser della prostata.

- **TURBT (resezione transuretrale dei tumori della vescica):** Per rimuovere i tumori della vescica per via endoscopica.
6. Chirurgia laparoscopica:
   - Utilizzando piccole incisioni e strumenti speciali, questa tecnica è comunemente utilizzata per molti interventi, tra cui la nefrectomia (rimozione del rene) e la pieloplastica (riparazione della pelvi renale).
7. Ingiuntivi :
   - **Tossina botulinica (Botox):** iniettata nella vescica, può aiutare a trattare alcuni tipi di incontinenza urinaria.
   - **Agenti di riempimento:** utilizzati per trattare l'incontinenza urinaria da sforzo, agiscono "gonfiando" il tessuto intorno all'uretra.

La chirurgia mini-invasiva in urologia è in costante evoluzione e offre ai pazienti opzioni di trattamento più sicure ed efficaci. Riducendo al minimo il trauma chirurgico, queste tecniche spesso portano a un recupero più rapido, a minori complicazioni e a risultati estetici migliori. Per gli operatori sanitari, è fondamentale tenersi aggiornati su queste innovazioni, per offrire le migliori opzioni di cura ai loro pazienti.

L'impatto della telemedicina in urologia

La telemedicina, che comprende l'uso di tecnologie digitali e di comunicazione per fornire assistenza medica a distanza, ha iniziato a rimodellare molti campi medici e l'urologia non fa eccezione. Con il miglioramento della tecnologia e l'aumento della familiarità dei pazienti con le cure virtuali, l'urologia sta assistendo a una rivoluzione nel modo in cui interagisce con i pazienti e fornisce le cure.

1. Estensione dell'accesso alle cure:
   - **Assistenza a distanza:** i pazienti che vivono in aree remote, che potrebbero non avere facile accesso a un urologo, possono ora ricevere consultazioni senza dover percorrere lunghe distanze.
   - **Riduzione dei tempi di attesa:** Spesso gli appuntamenti virtuali possono essere programmati più rapidamente rispetto alle consultazioni di persona, accelerando i tempi di consegna.
2. Miglioramento del follow-up del paziente:
   - **Monitoraggio a domicilio:** alcuni dispositivi consentono di misurare e trasmettere a distanza i dati urinari o renali, permettendo ai pazienti di essere monitorati in tempo reale.
   - **Comunicazione più facile:** la telemedicina offre canali di comunicazione più fluidi, consentendo ai pazienti di porre domande o esprimere dubbi tra un appuntamento e l'altro.
3. Riduzione dei costi:
   - **Riduzione dei costi di trasporto:** meno viaggi significano minori costi associati per i pazienti.
   - **Ottimizzazione delle risorse ospedaliere:** trattando alcuni casi in remoto, gli ospedali possono riservare le loro risorse per i casi che richiedono assolutamente una presenza fisica.
4. Istruzione e formazione :
   - **Webinar e formazione online:** gli urologi possono continuare a imparare e a tenersi aggiornati sugli ultimi progressi senza dover lasciare il loro studio.
   - **Consultazioni collaborative:** i professionisti possono collaborare in tempo reale con specialisti di tutto il mondo per discutere casi complessi.
5. Sfide e preoccupazioni:
   - **Riservatezza e sicurezza:** la trasmissione di dati medici sensibili online solleva preoccupazioni sulla riservatezza e sulla sicurezza dei dati.

- **Limitazioni dell'esame fisico:** alcuni aspetti dell'urologia richiedono un esame fisico approfondito, che può essere limitato o impossibile da eseguire a distanza.
6. Esiti e soddisfazione del paziente:
    - **L'accettazione da parte dei pazienti:** Molti hanno riscontrato che la telemedicina in urologia offre una migliore esperienza al paziente, grazie alla sua comodità e accessibilità.
    - **Qualità dell'assistenza: gli** studi iniziali suggeriscono che la qualità dell'assistenza fornita tramite la telemedicina è paragonabile a quella delle consultazioni faccia a faccia, anche se sono necessarie ulteriori ricerche.

L'avvento della telemedicina ha portato una notevole trasformazione nella fornitura di cure urologiche. Sebbene abbia molti vantaggi, è essenziale navigare con attenzione per garantire che la qualità delle cure rimanga in primo piano. Con il progredire della tecnologia e l'adattamento dei sistemi sanitari, è probabile che la telemedicina in urologia continui a svilupparsi, offrendo interessanti opportunità per migliorare l'accesso alle cure e la soddisfazione dei pazienti.

Capitolo 16

LE SFIDE
E
PREMI

Sfide emotive e fisiche della professione

Lavorare come infermiere di urologia può essere gratificante, offrendo l'opportunità di portare sollievo e migliorare la qualità di vita di molti pazienti. Tuttavia, come tutte le professioni mediche, non è priva di sfide emotive e fisiche.

1. Sfide emotive :
   - **Affrontare la sofferenza: gli** infermieri di urologia trattano spesso pazienti che soffrono o che vivono con patologie croniche. Affrontare questa sofferenza quotidianamente può avere un forte impatto sul morale.
   - **L'impatto delle diagnosi:** informare un paziente di una diagnosi grave, come quella di cancro, può essere emotivamente angosciante.
   - **Fallimenti del trattamento:** nonostante gli sforzi, alcuni trattamenti falliscono o non producono i risultati attesi, il che può essere deludente sia per l'infermiere che per il paziente.
   - **Decisioni di fine vita:** l'urologia, come altre specialità, può comportare decisioni difficili sull'assistenza di fine vita o sul rifiuto delle cure.
   - **Gestire le emozioni dei pazienti: I** pazienti possono provare ansia, rabbia o frustrazione e gli infermieri devono spesso gestire queste emozioni durante l'assistenza.
2. Sfide fisiche :
   - **Stanchezza:** orari prolungati, turni di notte e lavoro continuo possono portare alla stanchezza cronica.
   - **Rischi di infezione:** nonostante le precauzioni prese, lavorare in un ambiente ospedaliero presenta sempre un rischio di esposizione alle infezioni.

- **Posture e movimenti ripetitivi:** Aiutare i pazienti a muoversi, alzarsi o sdraiarsi può mettere a dura prova la schiena e le articolazioni, causando potenzialmente disturbi muscolo-scheletrici.
- **Emergenze:** la natura talvolta imprevedibile dell'urologia significa che gli infermieri devono essere preparati a reagire rapidamente alle situazioni di emergenza, che possono essere fisicamente ed emotivamente impegnative.

3. Gestire le sfide:
- **Formazione continua: gli** infermieri possono seguire dei corsi di formazione per imparare le tecniche di gestione dello stress o per migliorare le loro competenze tecniche.
- **Supporto psicologico: gli** ospedali e le cliniche possono offrire servizi di supporto psicologico per aiutare gli infermieri a gestire lo stress e il burnout.
- **Mantenere un equilibrio tra lavoro e vita privata:** è fondamentale che gli infermieri si prendano del tempo per se stessi, per rilassarsi, divertirsi e prendersi cura del proprio benessere fisico.

Essere un infermiere di urologia, come in molti altri campi medici, è una professione impegnativa, sia emotivamente che fisicamente. Riconoscere e affrontare queste sfide è fondamentale per mantenere il benessere dell'infermiere e garantire la migliore qualità di assistenza possibile ai pazienti.

Successi e momenti gratificanti

La professione infermieristica di urologia, come altri campi medici, ha la sua parte di sfide. Tuttavia, offre anche innumerevoli momenti di successo e gratitudine che illuminano le giornate buie e ricordano ai professionisti perché hanno scelto questo percorso.

1. Sollievo per i pazienti :
   - **Miglioramento della qualità di vita:** aiutare i pazienti a recuperare la normale funzione urinaria, trattare l'incontinenza o alleviare il dolore cronico può migliorare profondamente la loro qualità di vita quotidiana.
   - **Tornare alla normalità:** vedere un paziente riprendersi dall'intervento, tornare alle sue attività quotidiane e riacquistare la sua indipendenza è un momento di pura gioia.
2. Feedback positivo da parte dei pazienti:
   - **Esprimere gratitudine:** i ringraziamenti sinceri da parte dei pazienti e delle loro famiglie sono spesso fonte di emozioni e ricordano l'impatto diretto del ruolo dell'infermiere nel processo di cura.
   - **Storie di successo:** quando un paziente torna, mesi o anni dopo il trattamento, per condividere i suoi progressi e successi, ci ricorda il ruolo duraturo e significativo che gli infermieri svolgono nella vita delle persone.
3. Lavoro di squadra :
   - **Sinergia di cure:** lavorare a stretto contatto con urologi, tecnici, assistenti e altri membri del team medico e vedere questa collaborazione tradursi in cure eccezionali è estremamente gratificante.
   - **Momenti di festa: che si tratti di** festeggiare la guarigione di un paziente, un compleanno o anche momenti di festa come team, questi momenti rafforzano il senso di appartenenza e ci ricordano le gioie della professione.
4. L'impatto della formazione continua:
   - **Condividere le conoscenze:** vedere i colleghi più giovani o meno esperti crescere e svilupparsi, attraverso la formazione o i consigli, può essere un momento di orgoglio.

- **Implementare nuove tecniche:** applicare con successo una nuova tecnica o un nuovo trattamento appreso durante la formazione e vedere risultati positivi nei pazienti è molto soddisfacente.

Nonostante i lunghi orari, le sfide emotive e le situazioni stressanti, il ruolo dell'infermiere di urologia è costellato da momenti di successo e gratitudine. Questi momenti ci ricordano l'importanza vitale della professione e forniscono una motivazione costante per continuare a impegnarsi per offrire la migliore assistenza possibile a ogni paziente.

Suggerimenti per equilibrio tra lavoro e vita privata

Nell'impegnativo mondo della medicina, e dell'urologia in particolare, è essenziale che gli infermieri trovino un equilibrio tra la loro vita professionale e quella personale. Questo equilibrio è essenziale non solo per mantenere la propria salute mentale e fisica, ma anche per fornire la migliore assistenza possibile ai pazienti. Ecco alcuni consigli su come raggiungere questo equilibrio.

1. Stabilire limiti chiari:
    - **Orario di lavoro:** anche se l'attività infermieristica è spesso sinonimo di orari lunghi, è essenziale stabilire limiti chiari per gli orari di lavoro e i periodi di riposo.
    - **Disponibilità al di fuori del lavoro:** se possibile, eviti di portare il lavoro a casa con sé o di essere costantemente disponibile al telefono o via e-mail.
2. Prendersi cura di sé:
    - **Esercizio fisico: lo** sport è un modo eccellente per alleviare lo stress. Trovi un'attività che le piace e la faccia diventare una parte regolare della sua routine.

- **Meditazione e rilassamento:** queste tecniche possono aiutarla a gestire lo stress e a trovare un momento di pace interiore.
- **Dieta equilibrata:** una buona alimentazione è essenziale per mantenere l'energia e la concentrazione.

3. Piano pause :
- **Vacanze e giorni di riposo:** è fondamentale concedersi dei periodi di riposo per ricaricare le batterie.
- **Pause giornaliere:** fare delle brevi pause durante il giorno può aiutarla a rilassarsi e a concentrarsi.

4. Trovare il supporto:
- **Gruppi di discussione: la** condivisione di esperienze e preoccupazioni con i colleghi può fornire prospettive e sostegno.
- **Terapia:** parlare con un professionista può aiutare a gestire lo stress e le emozioni.

5. Gestire il suo tempo in modo efficace:
- **Organizzazione:** utilizzi strumenti come agende o applicazioni per pianificare e dare priorità ai suoi compiti.
- **Delegare:** non esiti a delegare alcune responsabilità, sia al lavoro che a casa, se possibile.

6. Perseguire le passioni al di fuori del lavoro:
- **Hobby: che si tratti di** lettura, pittura, giardinaggio o qualsiasi altro hobby, queste attività possono fornire la necessaria tregua dallo stress quotidiano.
- **Trascorrere del tempo con la famiglia e gli amici:** coltivare queste relazioni può fornire un prezioso supporto emotivo.

Sebbene l'infermiere di urologia sia una professione impegnativa, è importante ricordare che prendersi cura di se stessi non è un lusso, ma una necessità. Trovando il giusto equilibrio tra la vita professionale e quella personale, gli infermieri possono assicurarsi di continuare a fornire un'assistenza di qualità, preservando la propria salute e il proprio benessere.

Capitolo 17

ULTERIORE FORMAZIONE COME INFERMIERA DI UROLOGIA

Corsi di formazione
e specializzazioni complementari

L'urologia è un campo vasto e in continua evoluzione. Per gli infermieri che desiderano affinare le proprie competenze o specializzarsi in un sottocampo specifico, sono disponibili numerosi corsi di formazione e specializzazioni. Il miglioramento delle conoscenze e delle competenze va a vantaggio non solo dell'infermiere, ma anche dei pazienti di cui si prende cura, fornendo un'assistenza più mirata e ottimizzata.

1. Formazione continua :
   - **Mantenersi aggiornati:** seminari, webinar e workshop sono organizzati regolarmente da istituzioni mediche e associazioni professionali per tenerla aggiornata sulle ultime tecniche, raccomandazioni e ricerche in urologia.
   - **Formazione manageriale:** alcuni infermieri possono desiderare di passare a posizioni di gestione o di coordinamento. Può essere utile una formazione in gestione, comunicazione e organizzazione.
2. Specializzazioni in aree specifiche dell'urologia:
   - **Oncologia urologica:** si concentra sul trattamento dei tumori del tratto urinario.
   - **Neurourologia: si** concentra sui disturbi neurologici che interessano il sistema urinario.
   - **Urologia pediatrica:** specializzata nella cura dei bambini con problemi urologici.
   - **Andrologia:** specializzazione incentrata sulla salute riproduttiva e sessuale maschile.
   - **Ricostruzione urologica:** si occupa della chirurgia ricostruttiva del tratto urinario.

3. Tecniche specifiche :
- **Ecografia urologica:** formazione sull'uso degli ultrasuoni per diagnosticare e trattare le condizioni urologiche.
- **Biofeedback per i disturbi del pavimento pelvico:** una tecnica utilizzata per trattare l'incontinenza e altri disturbi del pavimento pelvico.

4. Capacità interpersonali:
- **Comunicazione medica:** formazione incentrata sul miglioramento delle capacità di comunicazione con i pazienti, le famiglie e l'équipe medica.
- **Gestione dello stress:** tecniche e metodi per gestire lo stress quotidiano ed evitare il burnout.

5. Ricerca e sviluppo :
- **Epidemiologia in urologia:** per chi è interessato alla ricerca, la formazione in epidemiologia può essere utile.
- **Metodologia della ricerca clinica:** per gli infermieri che desiderano partecipare a studi clinici o a studi osservazionali.

La formazione continua è un pilastro essenziale nella carriera di qualsiasi professionista sanitario. Per gli infermieri di urologia, la diversità dei corsi di formazione e delle specializzazioni disponibili consente loro di arricchire il proprio percorso professionale, approfondire le proprie conoscenze e rispondere alle esigenze varie e specifiche dei pazienti. Si tratta di un investimento che non solo aggiunge valore alle loro competenze, ma migliora anche la qualità dell'assistenza che forniscono.

Mantenersi aggiornati con i progressi medici

Nel mondo dinamico e in evoluzione della medicina, è essenziale per qualsiasi professionista sanitario, compreso l'infermiere di urologia, tenersi al passo con le ultime scoperte, tecniche e progressi medici. Con la tecnologia in rapida evoluzione, i cambiamenti normativi e i nuovi approcci terapeutici, come può un infermiere rimanere efficacemente all'avanguardia nel suo campo? Ecco alcune strategie.

1. Abbonamenti a riviste specializzate:
   - **Revue d'Urologie: è una** delle principali fonti di informazione sulle ultime ricerche, casi di studio e raccomandazioni nel campo dell'urologia.
   - **Riviste infermieristiche:** queste pubblicazioni offrono approfondimenti sulle migliori pratiche, sulle nuove tecniche e sulle sfide professionali da una prospettiva infermieristica.
2. Conferenze e seminari:
   - **Laboratori pratici:** forniscono una formazione pratica su nuove tecniche o attrezzature.
   - **Conferenze mediche: sono** un'opportunità per ascoltare gli esperti del settore che discutono le ultime ricerche e i progressi.
   - **Networking:** partecipare a questi eventi offre anche l'opportunità di incontrare e scambiare idee con i colleghi, creando una rete professionale ricca e diversificata.
3. Formazione continua :
Molte istituzioni e università offrono corsi e programmi di formazione continua per gli operatori sanitari che desiderano aggiornare le proprie competenze o conoscere nuovi settori.
4. Partecipazione a gruppi professionali:
   - **Associazioni professionali:** come l'Association Française d'Urologie, che offre risorse, formazione e aggiornamenti regolari ai suoi membri.
   - **Gruppi di discussione online:** questi forum possono essere una miniera di informazioni, con i membri che condividono articoli, studi ed esperienze personali.

5. Utilizzare le risorse online:
- **Webinar:** molti esperti e istituzioni offrono webinar dal vivo o registrati su vari argomenti medici.
- **Blog medici:** alcuni professionisti condividono le loro conoscenze, ricerche e opinioni attraverso blog o vlog.
- **Applicazioni mediche: le** applicazioni dedicate, spesso aggiornate con le ultime ricerche, possono essere una risorsa preziosa.

6. Collaborazione interdisciplinare:

Lavorare a stretto contatto con altre specialità mediche offre una prospettiva più ampia sulla cura del paziente e consente di apprendere nuovi approcci o tecniche utilizzate in altri campi.

Mantenersi aggiornati in campo medico è una sfida e una necessità. Per gli infermieri di urologia, ciò significa migliorare costantemente l'assistenza ai pazienti, acquisire maggiore fiducia nelle proprie capacità e godere di una carriera arricchita e soddisfacente. Investendo tempo e sforzi per tenersi al passo con i progressi della medicina, gli infermieri non solo rafforzano le proprie competenze, ma contribuiscono anche allo sviluppo e all'eccellenza dell'intera professione infermieristica.

Partecipare a conferenze e workshop

La medicina è un campo in continua evoluzione ed è fondamentale che gli operatori sanitari, compresi gli infermieri di urologia, si tengano aggiornati sugli ultimi progressi, ricerche, tecniche e metodi. Uno dei modi migliori per farlo è partecipare attivamente a conferenze e workshop specialistici.

1. Perché le conferenze e i workshop sono fondamentali?
   - **Aggiornare le sue conoscenze: i** congressi si concentrano spesso sulle ultime ricerche, tecniche chirurgiche, innovazioni tecnologiche e trattamenti nel campo dell'urologia.
   - **Incontri professionali:** questi eventi spesso riuniscono esperti del settore, offrendo un'opportunità unica di scambiare idee, porre domande e imparare direttamente dai migliori.
   - **Rafforzare la sua rete professionale: i** workshop e le conferenze sono un luogo ideale per incontrare colleghi, costruire collaborazioni e condividere esperienze.
2. Come può massimizzare la sua partecipazione?
   - **Preparazione anticipata:** Prima dell'evento, è bene consultare il programma, identificare le sessioni di interesse e, se necessario, preparare le domande per i relatori.
   - **Partecipazione attiva:** oltre ad essere un semplice ascoltatore, gli infermieri trarrebbero beneficio dalla partecipazione attiva, ponendo domande, prendendo appunti e interagendo con gli altri partecipanti.
   - **Follow-up post-congresso:** è utile rivedere i suoi appunti dopo la conferenza, per mettere in pratica le nuove competenze apprese e per entrare in contatto con i professionisti incontrati all'evento.
3. Alcune raccomandazioni pratiche:
   - **Scegliere gli eventi giusti:** Non tutte le conferenze e i workshop sono uguali. È quindi essenziale selezionare quelli che corrispondono meglio alle sue esigenze e ai suoi interessi professionali.
   - **Sfruttare le risorse digitali:** molte conferenze offrono oggi versioni digitali o webinar, che possono essere un'alternativa o un complemento alla partecipazione fisica.

- **Stabilire gli obiettivi:** Prima di ogni evento, definire ciò che vuole ottenere può aiutarla a focalizzare la sua attenzione e a massimizzare il suo tempo.

Partecipare a conferenze e workshop non è solo una formalità o un obbligo professionale. Per gli infermieri di urologia, si tratta di un approccio proattivo, focalizzato sull'apprendimento, la condivisione e l'aggiornamento costante delle proprie competenze. È anche un'opportunità per incontrare i colleghi, ampliare la propria rete professionale e contribuire, con il proprio impegno, a un'eccellente assistenza ai pazienti.

Reti professionali e associazioni infermieristiche in urologia

Il mondo medico è vasto, complesso e in continua evoluzione. In un settore così specializzato come l'urologia, la collaborazione e lo scambio di esperienze tra professionisti è essenziale. Le reti professionali e le associazioni di infermieri di urologia sono quindi strumenti preziosi per gli infermieri che desiderano non solo migliorare le proprie competenze, ma anche aiutarsi e sostenersi a vicenda nella pratica quotidiana.

1. L'importanza delle reti professionali :
- **Scambi e apprendimento continuo:** le reti forniscono una piattaforma per discutere di casi complessi, condividere l'esperienza clinica e conoscere gli ultimi progressi nell'assistenza urologica.
- **Sostegno professionale e personale:** lavorare in un settore così impegnativo può talvolta portare al burnout o a sentimenti di isolamento. Queste reti offrono una spalla di sostegno, un luogo dove condividere sfide e successi e dove cercare consigli.

- **Opportunità di carriera:** attraverso queste reti, gli infermieri possono scoprire nuove opportunità di lavoro, corsi di formazione specializzati e opportunità di ricerca.

2. La forza delle associazioni di infermieri di urologia:
   - **Rappresentanza e advocacy:** le associazioni spesso fungono da portavoce, rappresentando gli interessi degli infermieri di urologia presso le istituzioni mediche, le autorità pubbliche e il pubblico in generale.
   - **Formazione e istruzione:** molte associazioni organizzano seminari, conferenze e workshop per i loro membri, assicurando un alto livello di competenza.
   - **Risorse e strumenti:** le associazioni possono fornire ai loro membri risorse preziose, come guide alle migliori pratiche, riviste specializzate e raccomandazioni sui protocolli terapeutici.

3. Come massimizzare il coinvolgimento:
   - **Partecipazione attiva:** non si accontenta di un'adesione passiva. Partecipi alle riunioni, contribuisca alle discussioni e possibilmente assuma ruoli di leadership all'interno dell'organizzazione.
   - **Costruire relazioni:** La vera forza delle reti e delle associazioni risiede nei loro membri. Quindi è fondamentale stringere relazioni, condividere idee con i colleghi e costruire collaborazioni durature.
   - **Contribuire alla comunità:** condividere la sua esperienza, offrire corsi di formazione o workshop, o scrivere articoli per le pubblicazioni dell'associazione possono essere modi efficaci per contribuire alla comunità e rafforzare la sua reputazione professionale.

Più che semplici organizzazioni, le reti professionali e le associazioni di infermieri di urologia sono comunità dinamiche che favoriscono la crescita professionale, il sostegno reciproco e l'avanzamento della professione. Partecipando attivamente, gli infermieri possono non solo trarre benefici personali e professionali, ma anche contribuire in modo significativo all'eccellenza e all'evoluzione delle cure urologiche.

Capitolo 18

CONCLUSIONE E VISIONE PER IL FUTURO

Il ruolo in evoluzione dell'infermiere in urologia

L'infermiere, spesso visto come il guardiano dell'assistenza sanitaria, ha subito una notevole trasformazione nel corso degli anni. Nel campo dell'urologia, questa evoluzione è particolarmente evidente, in quanto riflette i progressi medici, il cambiamento delle aspettative dei pazienti e l'evoluzione dei sistemi sanitari. Diamo un'occhiata più da vicino al cambiamento del ruolo dell'infermiere di urologia e a come si è adattato per soddisfare le esigenze contemporanee.

1. Dalle origini ai giorni nostri:
   * **I primi tempi: inizialmente**, il ruolo dell'infermiere di urologia era in gran parte limitato alla somministrazione di cure di base, al monitoraggio dei pazienti e all'assistenza ai medici durante le operazioni.
   * **Espansione del ruolo clinico: nel corso** del tempo, gli infermieri hanno iniziato ad assumere responsabilità più specializzate, come la cistoscopia, la gestione dell'incontinenza e la riabilitazione perineale.
   * **Verso una maggiore autonomia: oggi,** in molti sistemi sanitari, gli infermieri di urologia hanno acquisito una maggiore autonomia, eseguendo procedure avanzate, prendendo decisioni cliniche indipendenti e, in alcuni casi, avendo anche consulenze proprie.
2. Il ruolo ampliato dell'infermiere:
   * **Educatore e consulente:** oltre all'assistenza diretta, gli infermieri sono diventati educatori per i pazienti, fornendo loro informazioni cruciali sulla loro patologia, sulle opzioni di trattamento e sulla prevenzione.
   * **Ricerca e leadership:** gli infermieri sono sempre più coinvolti nella ricerca clinica, contribuendo al

progresso della specialità. Molti infermieri di urologia ricoprono anche posizioni di leadership, influenzando la direzione e la politica dei servizi di urologia.

- **Collaborazione interdisciplinare:** l'infermiere di oggi lavora a stretto contatto con un team multidisciplinare, che comprende urologi, oncologi, radiologi e altri professionisti della salute, garantendo un'assistenza olistica al paziente.

3. Sfide e opportunità future:

- **Tecnologia e telemedicina:** con il progredire della tecnologia, gli infermieri devono adattarsi, integrando gli strumenti digitali nella loro pratica e offrendo assistenza a distanza.
- **Assistenza sempre più complessa:** con i progressi nella diagnosi e nel trattamento, l'assistenza ai pazienti urologici sta diventando sempre più complessa, richiedendo una formazione continua e una maggiore specializzazione da parte degli infermieri.
- **Difendere i diritti dei pazienti: In un** mondo sempre più incentrato sul paziente, gli infermieri svolgeranno un ruolo cruciale come difensori dei diritti e delle esigenze dei pazienti, garantendo un'assistenza etica e centrata sul paziente.

L'evoluzione del ruolo dell'infermiere di urologia testimonia il dinamismo e l'adattabilità della professione infermieristica di fronte a un panorama medico in rapida evoluzione. Questo ruolo in evoluzione assicura che gli infermieri rimangano in prima linea nell'assistenza urologica, pronti ad affrontare le sfide future e a garantire la migliore assistenza possibile ai pazienti.

La tecnologia e il futuro dell'urologia

Il mondo medico è sempre stato all'avanguardia nell'innovazione tecnologica e l'urologia non fa eccezione. Questa specialità ha subito profonde trasformazioni grazie ai progressi tecnologici, anticipando un futuro promettente. Questa panoramica mostra come la tecnologia sta già plasmando l'urologia contemporanea e cosa riserva il futuro.

1. L'impatto attuale della tecnologia sull'urologia :
   - **Chirurgia robotica:** le procedure assistite da robot, in particolare con il sistema da Vinci, hanno rivoluzionato la chirurgia urologica, offrendo una precisione senza pari, incisioni minuscole e un recupero più rapido per i pazienti.
   - **Imaging avanzato:** la tecnologia di imaging, come la risonanza magnetica multiparametrica, ha migliorato la diagnosi e la gestione di molte patologie urologiche, compreso il cancro alla prostata.
   - **Trattamenti guidati dalla tecnologia:** terapie come la litotrissia a onde d'urto per i calcoli renali, o la termoterapia per l'iperplasia prostatica benigna, sono esempi di come la tecnologia possa offrire alternative meno invasive alla chirurgia tradizionale.
2. Innovazioni all'orizzonte:
   - **Realtà aumentata e virtuale:** questi strumenti hanno il potenziale di trasformare la formazione medica, consentendo a urologi e infermieri di allenarsi in un ambiente virtuale prima di trattare pazienti reali.
   - **Intelligenza artificiale:** con il suo potenziale di analisi rapida di migliaia di dati, l'AI potrebbe aiutare nella diagnosi precoce delle malattie, nella previsione delle recidive o nella personalizzazione dei trattamenti.
   - **Tecnologia di stampa 3D:** il futuro potrebbe vedere organi o parti di organi stampati in 3D, appositamente

adattati per ogni paziente, cambiando il gioco per i trapianti di rene o la ricostruzione urologica.

3. Implicazioni etiche e sociali:

Ogni progresso tecnologico solleva questioni etiche. Chi avrà accesso a queste costose tecnologie? Come possiamo garantire che gli algoritmi di IA non siano distorti? Come proteggere la riservatezza dei dati in un mondo sempre più connesso? Sono domande che il settore urologico, come il resto del mondo medico, dovrà affrontare.

La tecnologia offre all'urologia interessanti opportunità per migliorare l'assistenza ai pazienti. Tuttavia, questi progressi comportano nuove responsabilità. I professionisti dell'urologia non solo dovranno padroneggiare queste nuove tecnologie, ma anche comprenderne le implicazioni etiche, assicurando che il progresso vada a beneficio di tutti i pazienti.

L'importanza dell'empatia e umanità nella pratica

La medicina è un campo che, nonostante i progressi tecnologici e le basi scientifiche, rimane fondamentalmente umano. Al centro di questa disciplina c'è il paziente, un individuo con le sue preoccupazioni, le sue paure e la sua storia. In urologia, come in tutte le specialità mediche, l'importanza dell'empatia e dell'umanità è fondamentale per fornire un'assistenza veramente efficace e olistica.

1. L'empatia come ponte tra scienza e umanità :
   - **Comprendere il paziente:** Sebbene i sintomi possano essere comuni, l'esperienza di ogni paziente nella sua malattia è unica. L'empatia ci permette di comprendere questa esperienza individuale, di

adattare il trattamento e di garantire un'assistenza personalizzata.

- **Incoraggiare la comunicazione:** un paziente che sente che il suo assistente è empatico sarà più propenso a parlare apertamente dei suoi sintomi, delle sue preoccupazioni e delle sue aspettative. Questo migliora la diagnosi, il follow-up e la soddisfazione del paziente.

2. L'umanità in un mondo di macchine :
- **La tecnologia non sostituisce il tocco umano:** anche con lo sviluppo dei robot chirurgici e dell'intelligenza artificiale, il comfort di una mano rassicurante, di un sorriso o di una voce calmante rimane insostituibile.
- **Ricordare la persona dietro il paziente:** Dietro ogni diagnosi, c'è una persona con sogni, speranze e persone care. L'approccio umano riconosce il paziente come un essere multidimensionale.

3. Benefici per gli assistenti:
- **Prevenire il burnout:** l'empatia può sembrare emotivamente costosa, ma è anche una fonte di soddisfazione professionale e personale, che rafforza il legame tra l'assistente e la sua vocazione.
- **Migliori relazioni interprofessionali:** una pratica intrisa di umanità ed empatia incoraggia anche una migliore comunicazione e collaborazione tra gli operatori sanitari.

L'empatia e l'umanità sono molto più che qualità desiderabili in un professionista della sanità, sono fondamentali. In un campo in cui i progressi tecnologici sono rapidi, l'urologia, come altre specialità mediche, deve mantenere l'umanità al centro della sua pratica. In definitiva, è questa combinazione di competenza medica e compassione umana a fare la differenza nella vita dei pazienti.

Glossario Termini medici in urologia

- **Anuria:** assenza totale di produzione di urina da parte dei reni.
- **BPH (Iperplasia prostatica benigna):** Ingrossamento non canceroso della ghiandola prostatica, spesso responsabile dell'ostruzione del flusso urinario.
- **Cistite:** infiammazione della vescica, generalmente dovuta a un'infezione.
- **Cistoscopia:** procedura medica per esaminare l'interno della vescica e dell'uretra mediante un cistoscopio.
- **Disuria:** difficoltà o dolore durante la minzione.
- **Ematuria:** presenza di sangue nelle urine.
- **Incontinenza urinaria:** incapacità di controllare la minzione, con conseguente perdita involontaria di urina.
- **Litiasi urinaria:** formazione di calcoli nel tratto urinario.
- **Nefrectomia:** rimozione chirurgica di un rene.
- **Nefrite:** infiammazione del rene, spesso causata da un'infezione, una malattia autoimmune o una tossina.
- **Nefrolitiasi:** presenza di calcoli renali.
- **Prolasso della vescica:** discesa o erniazione della vescica nella vagina.
- **Prostatite:** infiammazione della prostata, generalmente dovuta a un'infezione.
- **Pielonefrite:** infezione renale generalmente causata da batteri che salgono dalla vescica ai reni.
- **Ritenzione urinaria:** incapacità di svuotare completamente la vescica.
- **Stenosi uretrale:** restringimento anomalo dell'uretra.
- **TURP (resezione transuretrale della prostata):** Procedura chirurgica per trattare l'iperplasia prostatica benigna.

- **Uretrite:** infiammazione dell'uretra, spesso causata da un'infezione.
- **Urografia:** radiografia dei reni, degli ureteri e della vescica dopo l'iniezione di un mezzo di contrasto.
- **Vescica neurogena:** disfunzione della vescica dovuta a un danno nervoso.

Si prega di notare che questo glossario non è esaustivo. In urologia, come in altri campi medici, nuovi termini e tecniche continuano ad emergere con il progredire della scienza. È essenziale che gli operatori sanitari rimangano informati e aggiornati per fornire la migliore assistenza possibile ai loro pazienti.

Liste di controllo
per le procedure di routine

L'uso di liste di controllo durante le procedure mediche è essenziale per garantire la sicurezza del paziente, un'assistenza standardizzata e la conformità ai protocolli stabiliti. Ecco alcune liste di controllo per le procedure urologiche più comuni:

- Cistoscopia
    - Preparare il paziente: fornire informazioni sulla procedura, ottenere il consenso, controllare le allergie.
    - Preparazione dell'attrezzatura: cistoscopio, soluzione salina, anestetico topico.
    - Installare il paziente.
    - Disinfezione dell'area genitale.
    - Inserimento e manipolazione corretti del cistoscopio.
    - Ispezione completa della vescica.
    - Rimozione sicura del cistoscopio.
    - Assistenza e follow-up.
- Posizionamento di un catetere urinario
    - Verifica dell'identità del paziente.
    - Spiegazione della procedura al paziente.
    - Preparazione dell'attrezzatura: catetere, lubrificante, anestetico topico, sacca di raccolta.
    - Posizionamento del paziente.
    - Disinfezione dell'area genitale.
    - Inserimento atraumatico del catetere.
    - Conferma del posizionamento (ritorno dell'urina).
    - Fissare il catetere.
    - Collegamento al sacco di raccolta.
- Biopsia prostatica
    - Consenso informato del paziente.

- Preparazione dell'attrezzatura: sonda a ultrasuoni, aghi per biopsia.
- Somministrazione di antibiotici profilattici.
- Posizionamento del paziente.
- Introdurre la sonda e localizzare l'area di interesse.
- Prelievo di campioni.
- Gestione di eventuali emorragie.
- Istruzioni post-procedurali per il paziente.
- Litotrissia extracorporea (ECL)
  - Conferma della diagnosi (calcoli renali).
  - Verificare che non vi siano controindicazioni (gravidanza, disturbi della coagulazione).
  - Preparazione delle attrezzature: litotritore, ultrasuoni/fluoroscopia.
  - Posizionamento e immobilizzazione del paziente.
  - Posizione precisa della pietra.
  - Applicazione delle onde d'urto.
  - Monitoraggio della risposta del paziente.
  - Follow-up e istruzioni post-procedura.
- Chirurgia urologica (ad esempio , nefrectomia)
  - Consenso informato.
  - Pre-operatorio: esami del sangue, valutazione anestetica.
  - Preparazione chirurgica: asepsi, panneggio, attrezzatura.
  - Eseguire interventi chirurgici utilizzando tecniche sicure.
  - Chiusura e cura delle ferite.
  - Monitoraggio post-operatorio: segni vitali, dolore, complicazioni.

Queste liste di controllo sono solo indicazioni generali e ogni struttura o clinica avrà probabilmente i propri protocolli e liste di controllo specifiche. Servono a garantire che ogni fase sia seguita in modo coerente, riducendo il rischio di errori o omissioni.

Risorse per la formazione continua e specializzazione in urologia

•

La formazione continua è essenziale per qualsiasi professionista sanitario che desideri mantenere e migliorare le proprie competenze, aggiornarsi sui progressi della medicina e garantire un'assistenza ottimale ai propri pazienti. Per gli infermieri di urologia, ecco un elenco di risorse per la formazione continua e la specializzazione:

- Enti e associazioni professionali :
    - *Association Française d'Urologie (AFU):* offre corsi di formazione, workshop e conferenze per i professionisti dell'urologia.
    - *Società Internazionale di Urologia (ISU)*: una risorsa globale per la formazione in urologia, congressi e webinar.
- Corsi e webinar online:
    - Piattaforme come *Coursera, Udemy e FutureLearn* possono offrire corsi specifici per l'urologia.
    - Molti ospedali e istituzioni universitarie offrono webinar gratuiti o a pagamento per i professionisti.
- Programmi di specializzazione e di formazione avanzata:
    - Scopra le università e le scuole per infermieri che offrono programmi di master o di specializzazione in cure urologiche.
    - *Scuola Europea di Urologia (ESU)*: offre formazione e programmi avanzati per i professionisti dell'urologia.
- Workshop e laboratori pratici:
    - I produttori di apparecchiature urologiche possono offrire una formazione sull'uso e la manutenzione delle loro apparecchiature.
    - In occasione di conferenze o fiere, si possono organizzare workshop su argomenti come la

manipolazione dei cateteri, la litotrissia o le nuove tecniche chirurgiche.

- Letteratura medica :
  - Si abboni a riviste specializzate come *Urology Journal* o *Journal of Urology*.
  - I database come *PubMed* possono essere utilizzati per seguire le ultime ricerche in urologia.
- Partecipazione a conferenze:
  - Le conferenze e i congressi, come la *Riunione Annuale AFU* o il *Congresso dell'Associazione Urologica Americana (AUA)*, sono luoghi eccellenti per imparare, fare rete e scoprire le ultime innovazioni.
- Centri di simulazione :
  - Alcuni centri di formazione offrono simulazioni di procedure urologiche in un ambiente sicuro, consentendo agli infermieri di affinare le loro competenze.
- Risorse locali e regionali :
  - Le associazioni infermieristiche urologiche regionali o locali possono offrire corsi di formazione, workshop e incontri per l'aggiornamento professionale continuo.

Infine, la chiave della formazione continua è la motivazione personale. Rimanga curioso, impegnato e sempre alla ricerca di modi per migliorare, al fine di offrire la migliore assistenza possibile ai suoi pazienti.

Associazioni professionali
e reti infermieristiche di urologia

Lavorare in urologia, come in qualsiasi altro campo medico, è un impegno professionale che richiede non solo conoscenze solide, ma anche una solida rete di colleghi per scambiare le migliori pratiche, tenersi aggiornati sugli ultimi progressi e trovare sostegno di fronte alle sfide della professione. Per gli infermieri specializzati in urologia, entrare a far parte di un'associazione o di una rete professionale può essere un passo fondamentale nella loro carriera professionale.

* Associazione Francese di Urologia (AFU) :
    * Sebbene si rivolga principalmente agli urologi, l'AFU comprende anche gli infermieri. L'associazione offre corsi di formazione specifici, workshop e conferenze per il personale infermieristico dell'urologia.
* Associazione europea degli infermieri di urologia (EAUN) :
    * Fondata sotto l'egida dell'Associazione Europea di Urologia (EAU), l'EAUN è dedicata agli infermieri specializzati in urologia. Offre formazione, pubblica e organizza conferenze annuali.
* Società Internazionale di Urologia (ISU) :
    * La SIU è un'organizzazione internazionale che accoglie infermieri e urologi. Offre una serie di risorse, conferenze e corsi di formazione.
* Reti locali e regionali :
    * A seconda della regione o del Paese, possono esistere associazioni o reti locali di infermieri specializzati in urologia. Queste associazioni possono essere una fonte preziosa di informazioni e di supporto,

soprattutto per gli aspetti più locali o culturali della pratica.

- Piattaforme online :
    - I forum e i gruppi sui social network come LinkedIn o Facebook possono essere creati da e per gli infermieri di urologia. Questi spazi offrono l'opportunità di discutere di questioni specifiche, porre domande alla comunità o condividere risorse.
- Collaborazione con le organizzazioni di formazione:
    - Alcune organizzazioni o scuole infermieristiche possono avere sezioni dedicate all'urologia o offrire una formazione post-laurea in urologia. Collaborando con questi enti, gli infermieri possono migliorare le loro competenze e ampliare la loro rete.
- Partecipazione agli eventi:
    - Le conferenze, i workshop e i seminari sono l'occasione ideale per incontrare altri professionisti del settore, scambiare biglietti da visita e ampliare la sua rete professionale.

Entrare a far parte di un'associazione o di una rete è un passo proattivo che può aprire molte porte, sia a livello professionale che personale. Queste affiliazioni offrono l'opportunità di tenersi aggiornati sulle migliori pratiche, di scoprire le innovazioni del settore e, soprattutto, di far parte di una comunità che condivide le stesse sfide e ambizioni.

www.ingramcontent.com/pod-product-compliance
Lightning Source LLC
Chambersburg PA
CBHW071204290526
45796CB00008B/129